正解が一つではない時代に、
世界で生き抜く力がつく

自分で考え、やり抜く子の育て方

自由が丘矯正歯科クリニック院長
成田信一

プレジデント社

はじめに

社会で活躍する子を育てるために

はじめまして。中高生を対象に、東京・自由が丘で矯正歯科クリニックを開業している成田信一と申します。

この本を手に取った方は、子育てに関心があり、お子さんの可能性を広げたいと願っていらっしゃるのではないかと思います。

そして、なぜ矯正歯科医の私が、子どもの教育についての本を書くのか、不思議に思われているのではないでしょうか。

この「はじめに」では、その疑問に答えるべく、私が本書を書こうと思った動機について述べたいと思います。

歯科医になろうとは思っていなかったが……

その前に、まずは私がどういう人間なのか、少々長くなりますが、お伝えしておきたいと思います。

私は矯正歯科医であるとともに、3児の父親でもあります。現在、大学生の長男、高校生の次男、そして中学生の長女がおり、妻と協力しながら子育てを試行錯誤しつつも楽しんでいます（2021年8月現在）。

今でこそ矯正歯科医としてクリニックを経営し、一定の評価は得られているとの自負はありますが、ここに至るまで、順風満帆だったわけではありません。そもそも、幼い頃から「歯科医になろう！」と、一直線に突き進んできたわけでもありません。

小さい時に両親が離婚し、母親に育てられました。生まれ育った神奈川県藤沢市の北部では中学受験をする人は珍しく、私は地元の公立中学校に進学しました。中学生になると高校受験の塾に通い、当時の神奈川県では屈指の県立高校に進学しました。その先も、経済的な事情から国公立大学を第1志望にしていました。理系の科目が好きで、小さい頃から車やバイクに関心があったので、機械工学か、あるいは手に職をつけられる医師か歯科医の道に進もうと考えていました。

母が歯科衛生士だったこともあり、歯学部には関心はありました。ちなみに父が歯科医だったわけではありませんし、親類に医師や歯科医がいるわけでもありません。

大学受験にあたり、1年目に受けたのは、北海道大学の歯学部と、早稲田大学の理工学部です。どちらも見事に散りました。浪人して、2年目に東京医科歯科大学歯学部に合格。ところが、当時は積極的に歯科医になりたいと思っていなかったので、入学後も「やめようか」「再受験しようか」など、だいぶ悩みました。

それでも学び続けているうちに、「患者さんに喜んでもらえる医療に従事したい」と、思うようになりました。ただ、歯科実習を経験しても、虫歯を削って詰めるだけでは、患者さんにとっては当然の治療であり、あまり喜んでもらえないようにも感じていました。それで卒業後は歯科医ではなく、民間企業を受けようか、経営コンサルタントになろうかな、といったことも考えていました。

ところが、矯正科の実習を経験したことが、私の迷いを払拭してくれることになります。「この道がよいのかもしれない」と、歯科矯正に進むきっかけをつくってくれたのは、治療が終了した時の患者さんの笑顔でした。

歯科矯正というのは、悪い歯並びや噛み合わせを、きちんと噛み合うようにして、きれいな歯並びにする歯科治療です。歯並びが悪いというのは、見た目だけの問題ではありません。歯が不揃いだと噛み合わせが悪くなり、食べ物がよく噛めなかったり、虫歯になりやすくなったりもします。口臭の原因にもなります。そのままにしておくと、QOL（Quality of Life ＝生活の質）にも影響を及ぼしてしまうのです。矯正することで、患者さんのQOLを改善できることに魅力を感じました。

また、きれいな歯並びにするためには、矯正装置を使って、歯やあごの骨に力をかけてゆっくりと動かしていきます。こうした〝歯やあごの骨が動く〟というのは、ほかの歯科治療にはないもので、興味をそそられました。

さらに、比較的長く患者さんとお付き合いすることになり、患者さんにしっかりと寄り添うことができます。そして、何より、歯並びがきれいに整ったあと、患者さんからとても感謝されるのです。

こうして歯科矯正に魅力を感じた私は、大学卒業後、母校に残り、歯科矯正学第1講座に入局しました。その後、大学院でも学び、1999年に独立開業して現在に至っています。

ちなみに、大学・大学院時代から独立開業して忙しくなるまでの間、河合塾などの大学受験の予備校で通算10年以上講師をしていました。現在、教育について関心があるのは、この頃の経験も多少は影響しているのではないかと思います。

3児の父としてわが子に伝えたいこと

今、日本も世界も激動の時代のさなかにあります。2020年以降、新型コロナウイルスの影響でどの国も鎖国に近い状態が続きましたが、落ち着きを取り戻す頃には、以前と同じグローバル化の波がこれまで以上に強くやってくることになると思います。日本一国だけですべてを完結させることはできないというのは、皆さんも実感されていることと思います。

そして、これからの未来も、何が起こるかわかりません。そのような予測不可能な時代を生きるにあたって、今、子どもたちに身につけさせておくべき力は何か。

子育て中である私自身も、子どもたちの将来について、日々、思いを巡らせています。かつて自分が子どもだった頃は、いい成績を取って、いい大学へ進学して、いい会社に就職することが〝いいこと〟〝幸せなこと〟だとされていました。しかし現在では、そうした考えは根底から揺らいでいます。

そうした中、親ができるのは、目先の第1志望合格……〝いい学校〟や〝いい会社〟をゴールに頑張らせることではなく、どうなるかわからない世の中を生きるにあたって、〝自分の力で生きていける力〟を、身につけさせることではないでしょうか。

高校生くらいまでは、親がある程度レールを敷いて、その先は自分で道を探していく。人に言われてやるのではなく、「自分が本当は何をやるべきか」がわかっていて、それに応じて目標を設定して、「自分で計画を立てて実行する」……それが一番大事ではないかと思います。

そして、「社会の役に立ち、社会に貢献できる人」となってくれれば、親としてこれほどうれしいことはないでしょう。

では、そのためには、具体的にどうしたらよいのでしょうか。もちろん、幼少期からの「家庭での教育」がカギとなるのはいうまでもありません。ただ、私は幼児教育の専門家ではありません。

そんな私ではありますが、矯正歯科医として中高生やその保護者と接する機会が多くあり、かつ予備校講師を務めた経験、そして3人の子を育てている実体験から、「中高時代にこそ大切なこと」が、ぼんやりと見えてくるようになりました。

一つは「英語を身につけること」です。２０２０年度から小学校の英語授業が公立でも3年生から必修に、そして5年生になると教科になることからも、今後はますます重要性を増すことになるのはおわかりでしょう。

そして、欧米人とコミュニケーションを取るのであれば、歯並びは治しておいたほうがよいでしょう。これが、私が考える「中高時代にこそ大切なこと」の二つめ、「歯を矯正すること」です。

先にお伝えしたように、私は「患者さんの喜ぶ顔」が見たくて矯正歯科医になりました。確かに歯並びが美しくなることで、患者さんは笑顔になりますが、それだけでなく、矯正というのは、欧米人とのコミュニケーションを取る際にも、大いにプラスになるということを実感するようになりました。留学を控えた中高生の来院はもちろん、留学を終えた子どもたちの言葉から、それは伝わってきました。欧米では「見た目が整っているかどうか」が、特に意識されるのです。

したがって、英語を勉強するということと、歯の矯正をすることは、どちらも同じくらい大切で、セットで考える必要があると私は思っています。どちらもグローバル化していく社会で将来活躍する子どもにとって、絶対といえるほど必要なことなのです。

これからの時代に、わが子が社会で通用するために大切な三つの要素

そのように考えるようになっていたある時、私が尊敬する二人の人物と話す機会があり、よりその実感が強くなりました。

二人とも、私の問いかけに対して、まったく同じ内容のことを返してくれたのです。実は、このことが、私が本書を書こうと思った直接のきっかけとなっています。その二人がどのような人物なのかは、第1章で追って詳しくご紹介します。

私が二人にした問いかけというのは、ちょうど長男が中高一貫の私立中学に入学した時のことでした。私は自分自身が中高一貫校ではなく、公立中学、公立高校の出身なので、親として何をすべきかよくわからず、雑談の中でこうたずねました。

「息子が中学に入ったのですが、中高一貫校なので6年間あります。この6年間に何をしたらよいですか？」

実は私は二人にそれぞれ別の機会に伺ったのですが、申し合わせたようにどちらの方も次の三つを勧めてくれたのです。


「英語を勉強すること」

「集団スポーツをすること」

「歯の矯正をすること」


とても驚きました。二人とも海外での仕事経験があり、現在ももちろん、第一線で活躍されている方々です。ですから、「英語を勉強すること」というのは、よくわかります。

「集団スポーツをすること」というのは、組織を学ぶという視点から、「なるほどな」と、合点がいきます。これについては巻末にある石田淳さんとの対談を参照していただければと思います。

最後の「歯の矯正をすること」は、「私が矯正歯科医だからそう言ってくれているのかな」とも思ったのですが、どうやらリップサービスではないことがわかりました。

私が尊敬する二人が二人とも、同じことを言っている……これは、「真理」なのではないか。私はそう直感しました。そのうえ、「英語」と「歯の矯正」は、私自身、同じように考えていたことでもありますから、なおさらです。

こうした経緯があり、中高生にとって大切な「三つのこと」をお伝えしたくて、本書を上梓することとなりました。

第1章では、本書を書くきっかけとなった二人について詳しく紹介するとともに、なぜこの「三つのこと」が大切なのか、さらに深く掘り下げています。

第2章では、なぜ歯の矯正が必要なのか、中高生を中心とした歯科矯正医としての思いや、私が短期治療にこだわる理由、そして独自に開発した新しい治療法であるJETsystem（ジェットシステム）についてお伝えします。この治療法は、通常であれば2〜3年かかる矯正を、1年ほどで終わらせることができ、かつ痛みも軽減されるというもので、進学や留学を控えているお子さんにも負担なく受けていただけると好評を得ています。また、JETsystemとマウスピース矯正を併用した最新の治療についても触れます。

第3章では、留学を視野に入れた矯正スケジュールをご紹介します。

とはいえ矯正治療といっても、クリニックによって治療方針はさまざまです。そこで第4章では、矯正治療を検討する場合に留意したいこと、わが子に合った矯正治療医を探すためのノウハウをお伝えします。そして、第5章では、これまでの内容を踏まえ、親がすべきこと・してはいけないことをまとめました。

また各章の間には、自由が丘矯正歯科クリニックを選んでくださった方々の体験記を、そして巻末には石田淳さんとの特別対談を盛り込みました。石田さんは、人の「行動」に焦点を当てる「行動科学マネジメント」を日本に導入された行動科学の第一人者で、行動科学マネジメント研究所所長として、多くの企業の研修やコンサルティングを手がけられています。行動科学に関する書籍を多く出されているので、ご存じの方も多いと思います。

以上、盛りだくさんな内容となっておりますが、事例など具体的な内容や私自身の実体験を盛り込むことで、どなたにもわかりやすく読めるようにまとめました。

日本の子どもたちが将来、世界で存分に力を発揮できるよう、本書が少しでも参考になればうれしく思います。

自由が丘矯正歯科クリニック　院長　成田信一

自分で考え、
やり抜く子の
育て方

目次

第1章

海外留学する中高生がこれまで多く通ってきた矯正歯科医だからこそ伝えたい世界に通じる子、三つの条件

第2章

英語圏は日本で想像するよりシビア
歯列矯正医だからこそ伝えたい
歯並びがきれいな子と
整っていない子の間につく差

第3章

矯正歯科医だからこそ伝えたい英語の効果的な学ばせ方と矯正スケジュール

第4章

本当にわが子に合った矯正治療医を探すために考えるべきこと

第5章

親がすべきこと、してはいけないこととは？

第1章

海外留学する中高生がこれまで多く通ってきた矯正歯科医だからこそ伝えたい世界に通じる子、三つの条件

01

変化の激しい時代に世界で通用する子になるために

世界は今、大きな変化の潮目にあります。予定されていた世界的なイベントが延期や中止を余儀なくされ、これまで当然だった日常生活も思うように送ることができない状況です。

そうした中、子どもたちの今後の生活がどうなってしまうのか、今の中高生が大人になった時に、どのような社会となっているのか……不安に感じる保護者の方は少なくないと思います。

私自身、実際にどのような世の中になるのか、まったくわかりません。

そんな想像もつかない世の中になった時に、自分のやりたいことを存分に実行でき、かつ他人に対しても配慮することができ、社会から必要とされ、活躍できる人になってほしい。

保護者であれば、どなたでもそう願っているはずでしょう。

そうなるために必要なことが、「はじめに」で紹介した三つのこと、

「英語を勉強すること」
「集団スポーツをすること」
「歯の矯正をすること」

です。

本章では一つずつ、もう少し詳しく「なぜ必要なのか」を、ひもといていきます。

英語を勉強すること

……なぜ英語なのか

世界の人とコミュニケーションを取るにはツールが必要

「英語はできたほうがいい」

感覚的に多くの人は、このように感じていると思います。以前、末娘の英語塾の説明会に参加したら、大勢の人が来ていて驚きました。皆さん、やはり英語は勉強したほうがいいと思っているのだなと実感しました。「そうではない」と言う人はあまりいないと思います。

ただ、私の世代であれば、「英語ができる」ことが優位になったかもしれませんが、今の時代は幼児の頃から英語を学んでいて、できる子、できる人もたくさんいるのも事実です。

そんな状況の中、実際に今、グローバルに活躍するには英語は必須であり、英語ができるほうが将来の選択肢の幅は広がることは確かです。

ですが、そもそもなぜ「グローバルに活躍するには英語が必須」なのでしょうか。なぜ英語を勉強したほうがよいのでしょうか。

結局のところ、「英語を話す人たちとコミュニケーションを取るため」ではないでしょうか。世界には英語をメインに使っている人たちがたくさんいて、その人たちとコミュニケーションを取る際には、英語が使えなければ意思疎通ができないのです。

逆にいえば、英語を話す人たちとコミュニケーションを取る必要がなければ、別に英語ができなくても構わないわけですし、世界に日本語を話せる人が多ければ、英語を学ぶ必要はないでしょう。また、日本国内だけで完結させられるビジネスであれば、英語はほとんど不要です。

つまり、世界の多くの人が英語を話すから「英語ができたほうがよい」のですが、実はもしかしたら、世界では中国語を話す人のほうが多いかもしれません。実際、日本でも、「中国語を勉強したほうがいい」という声も最近はよく聞かれます。しかし現実には、英語と中国語を比べた時、「英語を勉強したほうがいい」と考える人のほうが多いでしょう。

なぜなら、やはり世界の中心がアメリカだからです。

ここで少し補足しておくと、英語圏とはすなわちアメリカ圏であり、グローバルというのも、結局は、アメリカンなのだと私は思っています。

現在の世界における基軸通貨も、中国の「元」ではなく「ドル」ですし、英語が基軸言語となっているのは当然ともいえます。

ただ今後、10年、20年経った時、「英語もできたほうがいいけど、まずは中国語ではないか？」と変化しているかもしれませんが。

私が携わっている歯列矯正の世界も、研究や臨床の中心はアメリカですから、共通言語は英語です。英語を理解できなければ、最先端かつ正確な情報が得られません。

アメリカの学会に行っても、何も理解できなければ、わざわざ行く意味がありません。すなわち、アメリカ人と対等に戦えるほどのコミュニケーション能力がないと、世界で活躍することはなかなか難しいというわけです。英語ができないと不利になるのです。

英語を勉強するということは、「世界で活躍するためのツールの一つを身につけること」だと、私は考えています。

実は言語の習得は、そもそもはそんなに難しいことではないと思います。英語を話すアメリカ人が、どれだけ頑張って英語を話しているかというと、大して頑張っているわけではないと思うからです。それが日常の言語なのですから、当然といえば当然です。

日本人だって、日常的に使っている日本語であれば、それほど頑張らなくても、多くの人は自然に会話をすることができますよね。

けれども、日常的に英語を使わない日本人が英語を勉強するとなったら、苦労するのは当然です。

特にこれまでの日本における英語教育は、リーディング中心で、それを訳すような勉強が中心でした。私もそうした教育を受けてきましたが、こうした学習方法ではあまり英語ができるようにはなると思いません。現在私は、ある程度、英語はわかりますが、それでもアメリカ人に早口でしゃべられたら、まったくわかりません。

自分のことを振り返ってみても、やはり言語は、音声から入らない限り上達しないのだと思います。だからこそ、アメリカ人と同等に話せるくらいに、本気で上達したいという人は、周囲に英語を話す人しかいない海外留学という選択をするわけです。

別に留学しなくても、英語でコミュニケーションが取れるのであれば、それはそれでいいと私は思います。今は音声から入る効果的な学習法もあるようなので、留学しなくても、しゃべれるようになる人は増えるかもしれません。

ただ、留学するのなら中高時代が一つのチャンスだということは確信を持っていえます。

実際、私の医院にやってくる高校生の中には「留学を控えている」という子も、少なくありません。実際に、コロナ禍といわれる状況でも海外に留学する中学生、高校生を送り出しています。

もし中高一貫校に通っている子ならば、高校受験のための勉強が必要ないので、高校生になる前に短期留学という選択肢もあります。

そして、私の医院に来る子は「留学を控えている」子だけでなく、「留学を終えた」子も少なからずいます。彼らの多くが、留学先で「なぜ歯の矯正をしていないのか」と聞かれたことがあったからです。

このように「留学」と「歯の矯正」は密接に関連しているので、スケジュールをどう組むかが、それぞれをスムーズに進めるポイントになります。このスケジュールについては、第3章で説明します。

集団スポーツをすること

……なぜ集団スポーツなのか

「理不尽なこと」にも前向きに取り組み「我慢」を知る

二つめは「集団スポーツをすること」ですが、運動だけでなく、吹奏楽なども当てはまると思います。

共通するのは、「集団で一つのことに取り組む」ということです。

中高時代は、もちろん本人が興味のある部活をすることが一番ですが、できれば集団、別の言い方をすれば組織的に活動するような部に入ることをお勧めします。

もちろん、日々の学校生活もそれに含まれるかもしれませんが、共通の目標を仲間と設定し、その実現に向かって皆で進んでいくという活動は、集団スポーツや吹奏楽ならではで、社会で活躍するための多くのことを学べるからです。

「集団で一つのことに取り組む」際には、自分一人の思いだけではなく、他のメンバーの思いもくみ取り、全体のことを考えなくてはなりません。つまり社会性が求められます。

そのためには、自分がやりたいことを我慢しなければならない時もありますし、理不尽な思いをすることもあるでしょう。さらに、自分がその集団でリーダーとなった時には、誰に何をしてもらうのがよいかといった洞察力や観察力、調整力も必要になってきます。

そして、そうした体験こそが、社会に出た時に力となるわけです。

私の次男は小学生の頃、野球チームに所属していて、私もコーチをしていました。チームの方向性を決めるにあたり、「親睦か、区内優勝か」、監督と議論したことがあります。その結果、「区内優勝」を目指すことになりました。

そこで、次男にはキャッチャーをやらせました。本人がキャッチャーをやりたいからではなく、勝つためには次男がキャッチャーをやったほうがよい、との判断があったからです。

実は私としては、もっと違うポジションをやらせたいという思いがありました。しかし、チーム全体のことを考えればそんな勝手なことは言っていられません。

このような場合、「なんで俺が？」と腐らずに、チームのことを考えて行動できるかどうかが問題です。

本人ばかりでなく、「なんでうちの子がこのポジションなのか」とクレームをつける親が出てくることもあります。

親はともかく、その時に「勝つためにやっている」という共通の目的を理解していれば、自らの役割を認識できるはずです。それが、「社会性を身につける」ということなのです。

ただ、共通目的があるにしても、特に集団スポーツの場合は、理不尽に感じられることはままあります。

「なぜこれをしなくてはならないの？」

「なぜこれをしてはいけないの？」

と子どもが不満に感じても、

「ならぬものはならぬ」

「ダメなものはダメ」

という姿勢を貫くことは、ある時期においては、個人的には大切だと思っています。

こうした「我慢」を体験することで、打たれ強くなる、言い換えればタフな人間に育ちます。ちょっとやそっとのことで、へこたれないようになるのです。

就職にあたって、よく「体育会系のサークル・部活に所属していた学生は、採用されやすい」といわれるのはそのためです。


私が「我慢」が大切だと思う理由は、追ってお伝えしますが、私が尊敬するお二人のエピソードからもおわかりいただけると思います。理不尽なことにも真摯に向き合い、目先のことだけでなく先を見て、地道な仕事でもコツコツとやり抜く、その姿勢こそが、日本人の強みでもあり、グローバルに活躍するための要素の一つだと感じているからです。

「我慢」は、日本の教育の根源にありながら、近年は、「我慢ができない」子どもたちが増えていると感じます。

日頃から周囲の大人が我慢させることをしないため、子どもは「我慢する」という経験を与えられないまま成長してしまうのでしょう。そのため、ちょっとしたことで、すぐキレたりするのではないでしょうか。我慢したことがなければ、そうなっても仕方ありません。

その「我慢」を体験できるのが、集団スポーツや吹奏楽などの組織的な活動なのだと思うのです。

歯の矯正をすること……なぜ歯の矯正なのか

見た目がよくないとスタートラインに立てない

最後に、三つめの歯の矯正についてお伝えしましょう。

一つめに、コミュニケーションツールとしての英語の必要性をお伝えしました。世界の中心であるアメリカの人たちが話す言葉が英語だからですが、グローバルに活躍するうえでは、言葉だけでなく、アメリカ人たちが持っているベーシックな習慣も身につけておかないと不利になります。

その一つが、歯の矯正です。

アメリカでは、「歯列矯正しないほうがいい」という人は100％いないでしょう。中流階級以上の多くの人は、子どもの時に歯列矯正をしています。

歯の矯正をしていないと、「子どもの時に歯列矯正ができないほど貧しい家庭に育った」とレッテルを貼られてしまい、場合によっては、就職の際にも不利になってしまうほどです。

つまり、歯並びというのは、人生のあらゆる局面に影響を及ぼすのです。留学でもビジネスでも、アメリカのコミュニティに何らかの形で関わろうと思ったら、歯並びは治しておいたほうがよいのはいうまでもありません。

アメリカは「第一印象をよくするための努力が必要な国」であり、歯列矯正に対する考え方、美意識については、完全に日本と違います。

その違いについては、第2章で詳しくご説明しますが、次男がニュージーランドに留学した際も、彼によると留学先の高校の生徒は、ほぼ歯列矯正しているということでした。公立高校でしたが、公立校であってもそうすることは〝普通〟だったわけです。

よく、「歯並びは治したほうがいいでしょうか?」と聞かれますが、それは「中学受験したほうがいいでしょうか?」という質問と同じくらいナンセンスだと思います。

その余力があるのであれば、私はやらないよりはやったほうがいいと考えます。そもそも、中高一貫校に進学させたり、留学させたりすることができるご家庭なら、そうしたことと同列に歯列矯正も、本来は判断すべきだと思います。こうした質問が出ること自体が、日本における歯列矯正への意識不足を表していると痛感します。

ただし今後、アメリカをはじめ、海外とは一切関わるつもりも、予定もない、というのであれば、英語を学ばなくていいように、歯列矯正もする必要はないでしょう。

02

三つの要素を皆さんにお伝えしようと思ったきっかけ

この三つの要素が、「これから世界で活躍したいと思う子どもたちには大事なのではないか」と私が確信を持つようになったのは、「はじめに」でお伝えしたように、私が尊敬する二人が、別々のシーンで同じ発言をしたからです。

その二人というのは、『ディズニー そうじの神様が教えてくれたこと』(SBクリエイティブ)の著者として知られる鎌田洋さんと、ザ・リッツ・カールトン・ホテル元日本支社長の高野登さんです。

ここでは、その二人のキーパーソンの話をしたいと思います。二人の背景を知っていただくことで、「三つの要素」の必要性を、説得力をもって理解していただけると思います。

ディズニーランドで夜間掃除を続けていた鎌田洋さんのこと

鎌田洋さんは現在、ヴィジョナリー・ジャパンという企業向けのコンサルティング会社の代表取締役をされています。

鎌田さんについては、『ディズニー　そうじの神様が教えてくれたこと』が中学校の道徳の本にも採用されていたので、ご存じの方も多いかもしれません。

ほかに『ディズニー　おもてなしの神様が教えてくれたこと』『ディズニー　夢をかなえる神様が教えてくれたこと』（ともにSBクリエイティブ）など、いずれも話題となった本を書かれています。

これらは鎌田さんが、ディズニーランドを運営するオリエンタルランドに勤務されていた時の話がベースになっています。ただ、鎌田さんは、簡単に同社に入社されたわけではありません。

鎌田さんは商社やハウスメーカーを経て、5度目のチャレンジの末にオリエンタルランドに入社されました。米国旅行で現地のディズニーランドに行って感動した経験があり、今度日本にもできるということで、当時勤めていた商社を勢いよく辞めたそうです。

ところが入社試験になかなか受からず、ハウスメーカーでアルバイトをしながら受け続けたとか。

そして、ようやく採用され入社したものの、配属先は「ナイトカストーディアル」、つまり、「夜間の清掃部門」でした。閉園後、誰もいなくなったパーク内を清掃する部門です。

もし、あなたが憧れのディズニーランドで働くことになった時、「閉園後の夜の掃除を担当してください」と言われたら、どう感じますか？

昼間の清掃「デイカストーディアル」であれば、来場者とコミュニケーションが取れ、質問に答えたり道を案内したりして「ありがとうございます」と言われます。しかし、閉園後の清掃ですから誰からもそんなことは言われません。

この部門に配属が決まると、泣いたり辞めたりする人もいるそうです。そんな部門に、鎌田さんは8年間在籍し、その仕事に真剣に取り組みました。

鎌田さんが言うには、「ディズニーの教えを理解するには、やっぱりナイトカストーディアルが一番だ」ということです。

同部門に勤務中、ウォルト・ディズニーがこよなく信頼を寄せていた、アメリカのディズニーランドの初代カストーディアル・マネジャー、チャック・ボヤージン氏から2年間にわたり直接指導を受けたそうで、「ウォルト・ディズニーの言っていることがよくわかった」とおっしゃっていました。

ただ、当時鎌田さんはあまり英語が得意ではなく、チャック氏とのコミュニケーションも、「英語がもっとできていれば、もっとスムーズにやり取りできたのかもしれない」と感じていたようです。

それで、私にも「これから何をするにしても、やはり英語はできたほうがいい」とアドバイスしてくださったのだと思います。

鎌田さんはその後、デイカストーディアルとしてお客様との関わりを学び、ディズニー・ユニバーシティ（教育部門）の教育部長代理となり、オリエンタルランド全スタッフを指導・育成し、東京ディズニーランドの現在の教育制度の基礎をつくり上げました。

その後、ベストセラー『7つの習慣』で知られるフランクリン・コヴィー・ジャパンに移られたのも、ナイトカストーディアルとして働いた経験から「何ごとも原則が大事」だと実感されたからでしょう。

同社で代表取締役副社長を経て、１９９９年にご自身で、人の教育・育成やお客様の満足度を上げるためのコンサルティングを行うヴィジョナリー・ジャパンを設立されたというわけです。

集団スポーツについては、鎌田さんご自身がやられていたわけではないそうですが、8年間、他の人が進んではやらないような部門で働いたりする中で、自分の仕事の意義や役割をしっかり認識する大切さを実感されたようです。これらは、まさしく集団スポーツで得られるメリットと同じです。

また、鎌田さんはかつて商社に勤められていました。ご存じの方もいると思いますが、商社というのは比較的体育会系というか、先輩後輩、上司部下の規律が厳しく、時には理不尽なことをこなさねばならないこともあります。そうした環境下でもしっかりと、仕事に前向きに取り組んでこられたことも、鎌田さんのキャリア形成に影響しているのだと思います。

組織や集団のこと、全体のことを考えて、その中で自分のやるべきことをしっかり認識する大切さを、鎌田さんは商社勤務時代とディズニーランドでの最初の8年間で会得したのだといえます。

歯列矯正については、アメリカでは当たり前のことですから、現地での研修時などに話題に出たであろうことは想像に難くありません。そこで、歯列矯正の必要性を痛感され、やるべきことの一つに「歯の矯正」を挙げてくださったのでしょう。

実際、鎌田さんの息子さんも、中高生の頃に歯列矯正されたそうです。私と鎌田さんが知り合う以前のことです。

鎌田家では、やはり「英語の勉強は大事」と、ご長男はアメリカ留学を見据えていたようで、となると歯列矯正も必要だと判断し、実際に治療されたということでした。

ちなみに私が鎌田さんと最初に出会ったのは、とある経営セミナーに参加した時です。セミナー講師の一人に鎌田さんがいらっしゃいました。

私は矯正歯科医ではありますが、以前から経営者の心構え、言ってみれば、〝生き様〟や人間性といった側面に関心があり、歯科医師としての仕事には直接関係がないさまざまな経営セミナーに顔を出していたのでした。もちろん、今でも歯科業界のセミナーだけでなく、各種の経営セミナーに参加しています。

そんなわけで、それ以来、意気投合した鎌田さんとはお付き合いが続き、さまざまなことを学ばせていただいています。

海外一流ホテルで「地道な皿洗い」を続けていた高野登さんのこと

高野さんも、ホテルマンとしてさまざまなストーリーを持つ方です。

ホテルスクールを卒業してからすぐにアメリカに渡り、スタットラーヒルトン（ニューヨーク）、ザ・プラザ（ニューヨーク）、フェアモント サンフランシスコ（サンフランシスコ）など著名ホテルの勤務を経て、ザ・リッツ・カールトン サンフランシスコの開業に携わり、日本支社長に就任されたのち、現在は「人とホスピタリティ研究所」を立ち上げて、人間関係に伴うコミュニケーションをテーマとした講演やセミナーなどを行っています。

高野さんは、英語はほぼわからない状態から、現場での実践で力を磨いてこられた方ですから、英語を身につけることがいかに大切か、身をもって感じられています。ですから、私の投げかけにも、まず「英語を勉強すること」を挙げたのでしょう。集団スポーツのような団体活動を勧めるのには、高野さんご自身の、こんなご経験があります。

高野さんは１９７０年代、20代前半に渡米し、最初に就いた仕事はホテル内のレストランの洗い場係でした。その職場で働くのはほとんどが南米の人たちで、英語もままならない人が多かったそうです。

そうした、いわば誰もが進んではやりたくないような職場の担当になったら、たいていの若者は「こんなところでは働きたくない」「自分は実力があるのだから、もっと違う仕事がしたい」と思うでしょう。

ところが高野さんは、違いました。文句も言わず、自分の仕事に真摯に向き合い、手を抜かずにしっかり皿洗いを続けました。

洗い場係は何人かいたようですが、実は洗ったといっても、汚れが残ってしまうようなレベルの洗い方をする人が多く、シェフ見習いが洗い直していたそうです。

そうした中、洗い直しが必要ない、きれいなお皿が出てくるようになった。それが、高野さんが洗っていたお皿でした。

こうしたことが上の人にも知られるようになって評価され、現場のまとめ役になるなど、責任ある仕事を任されるようになっていきました。

ホテルの予約がオーバーブッキングした際も、マネジャーさえ帰宅してしまったあとに、たった一人で別のホテルに一軒一軒電話して、部屋を確保するなどの手配をしたそうです。

誰に評価されるためでもなく、ただ自分がやるべき仕事をしっかりやっていく。それを地道に積み重ねていったことで、周囲に認められ、自ら仕事の価値を高め、ついには天職といえる仕事を得たのです。

「天職は探すものではなくてやってくるもの」

とは、あるコンサルタントの言葉ですが、まさに高野さんは、自分の目の前にある仕事……たとえば皿洗いという地味な仕事にも120％の力で取り組んだことにより、天職を得たのでした。

どんなポジションでも、どんな仕事でも、120％の力を出して取り組む……それが、高野さんの働き方のすごいところです。

集団スポーツをやっていると、この皿洗いと同じようなことが起こります。私の長男は大学3年生で野球をしていますが、新入生である1年生はチームで使う荷物を持たされるなど、皿洗い的な仕事をさせられます。

「こんなの自分の仕事じゃない」

「なんで自分のものでもない荷物を持たなくてはならないのか」

などと、文句をつけたくなることが少なくないと思います。

「どうしてこんな球拾いばかりをやらなくてはいけないのか」

「自分はトランペットを吹きたいのに、なぜやらせてくれないのか」

といった感情も起こるでしょう。

そうした、ちょっと理不尽だと思われるようなこと、自分にとっては不満足だったり、ストレスを感じたりするようなことがあっても、

「今は仕方ない」

「とりあえず目の前のことを頑張ろう」

と、手を抜かずに一生懸命できるかどうか。気持ちを前向きに捉えることができ、自分の役割を理解することができるかどうか。鎌田さんの話と同じように、そうした経験ができるのが、集団スポーツや吹奏楽というわけです。

歯列矯正については、アメリカ滞在の長い高野さんだからこその、こんな話を聞きました。アメリカでは犯罪者の更生プログラムの中に歯列矯正が入っているというのです。「歯並びを整えることによって、心も整う」からだそうで、アメリカで歯並びがいかに重要視されているかがよくわかる話です。そうした滞在中の体験から歯列矯正の必要性を挙げてくれたのだと思います。

03

3人の子どもを育てる親として、日々考えさせられていること

以上が、私が「三つのこと」を、皆さんにお勧めしたいと思った背景です。一つめの「英語」と三つめの「歯の矯正」は、セットで取り組んだほうがよいということも、おわかりいただけたのではないかと思います。

第2章以降ではその二つのことを中心に説明しています。

本章の後半では、私なりの教育観というと、おこがましいのですが、私自身が3人の子の親として日々感じていることを、わが家の事例も踏まえてお伝えしたいと思います。

日本の教育の根源にある「我慢」

前項で紹介した鎌田さんと高野さんに共通するのは、グローバルに活躍されているのはもちろん、私が特に強調したいのは、普通であれば進んでやらないような仕事でも、決して手を抜かず、丁寧に取り組んできたということです。

「集団スポーツ」の部分でも触れましたが、「理不尽なこと」に前向きに取り組み、「我慢」ができ、部分（個人の思い）だけでなく全体を見渡すことができる……こうした人は、世の中がどう変化したとしても、必要とされる人ではないかと思います。

ある程度の「理不尽さ」を受け入れ、我慢すべきところは我慢するということです。ところが現在は、「なるべく子どもに負担がないように」と考える保護者がとても多く、「我慢」を経験できる子は少ないように感じます。

経済的にはもちろん、精神的にも肉体的にも、極力ストレスがかからないよう、先回りしてしまい、子どもに「我慢」をさせるチャンスを奪っているといえます。

ちょっと話が飛びますが、私は日本の強さは、この「我慢」をすることにあると思っています。

「我慢」とは、「今は耐えよう。でもやがては、その我慢がプラスに働く」ということで、表現を変えれば、「長期的に物事を捉える」といえるのではないでしょうか。

日本企業は欧米企業をお手本に、成果主義を導入しましたが、今ではそのやり方に批判的・反省的な声もあります。私も、短期的な成果を求める欧米企業のやり方をなぞるのではなく、日本は日本なりのやり方をしたほうがよいのではと思います。すなわち、先を見て、中長期的な成果を求めるということです。日本では、新卒採用を行っていることからもわかるように、人材をじっくり育てます。

先を見ているから、「では、今、何をするべきか」を考え、だからこそ、我慢ができ、今やっている地道な仕事にも耐えられるわけです。こうしたことは、3カ月で結果を出すことが求められるようなアメリカ人にはなかなかできないでしょう。そういう教育を受けていませんし、そういう文化ではないからです。

我慢の過程には、先輩後輩といった人間の上下関係の厳しさも含まれており、これについては、今の時代には批判されるかもしれませんが、私はある程度の厳しさは当然であり、必要なことだと思っています。

日本には、四季があり、寒かったり、暑かったり、梅雨があったり、そして、地形的にさまざまな災害が起こったりもします。そうした人間の力ではどうしようもない不条理なことに見舞われることも多い中、耐えながら、生きる知恵を身につけてきました。

そんな日本人にとって、こうしたこと……誰も進んでやりたがらない、誰にいつ評価されるかもわからなくても、手を抜かず、お皿を1枚1枚、洗うようなこと……は、世界で活躍するには強みになるといえるのではないでしょうか。

学歴が通用するのは若い時だけ

時代が大きく変わる中、さまざまな評価軸も変わってきています。

一昔前までは、いわゆる有名大学を卒業したら、就職には困りませんでしたが、今はなかなかそうもいきません。もしかしたら、東京大学あたりであればそんなことはないかもしれませんが。

けれども、仮に東大卒だからといっても、そうした学歴が通用するのは、私は30歳くらいまでだと思います。

学歴というのは、最初の就職と、1回目の転職時には影響するとは思います。1回転職するとしたら、だいたい30歳前後くらいだと思うので、その時までは学歴は武器の一つになり得ますが、それ以降はあまり関係なくなるということです。

となると、たったそれだけのために、どれだけの〝役に立たない努力〟をすることになるのでしょうか。

〝役に立たない努力〟というのは、自分で決めて自分で勉強するのならともかく、「東大に行きなさい」などと〝やらされて、仕方がないからやる〟勉強や受験のための努力です。

親に言われたことを受け身でやって東大に入るよりも、自分で決めて、自分でやることを一つでも増やして、「どうしたら主体性を発揮できるようになるのか」を追求するほうが、実はずっと大事なことだと思います。

という私自身も、長らく、子どもの仕事は勉強だと思っていました。けれども、勉強していたらすべて許される時代は、もう終わったのだと思います。

私の時代は、それで十分通用しました。高校の同級生たちも、有名大学に入って、一流企業に勤めて、今年56歳を迎えます。役職定年などの話も出てきてはいますが、かろうじて仕事人生を何とか乗り切れるかもしれません。

けれどもこれからの時代はそうはいかないでしょう。繰り返しますが、学歴が通用するのは若い頃だけです。その先の評価軸は、学歴から別のものになっていきます。ですから、学歴ではないほかの武器を身につけることが大事になってきます。

04

これからの時代に大切なこと セルフマネジメント力が ますます重要に

では、「学歴ではないほかの武器」とは、具体的にどのようなものでしょうか。

私は、セルフマネジメント力だと思います。

最近はコロナ禍の影響で、テレワークや在宅勤務を導入する企業も増えてきています。このようなワークスタイルは、おそらくこれからも増えていくと思われます。

そうした中では、「自分で考えて自分で決めて自分で行動する」セルフマネジメント力の有無が、その人のこれからに大きく影響してくることは間違いありません。

組織に所属していれば、寄らば大樹の陰で、なんとなく、やらなくてはいけないかもしれないやる、という受け身で仕事をしていた人も少なくないと思います。

それがコロナ禍で、在宅で仕事をするとなると、周囲の目がないので、極端なことをいえば、サボるも自由、まじめにやるのも自由です。会社によってはテレワーク用のツールもあるようですが、やはり通常のコミュニケーションを取っている状況と比べるとだいぶ弱いでしょうし、もっといえば自分次第でやりたい放題です。

そうした環境の下で、これまで以上に求められているのが、自分でいかに主体的に物事に取り組めるかということです。

私がよく人に薦めるベストセラー『7つの習慣』には、「第1の習慣」として「主体性を発揮する」が挙げられています。最初に出てくる一番重要な話だと私は捉えていますが、それがまさに今の時代、より問われている気がしています。

コロナ禍による在宅勤務の進行は、大きな社会構造の変革のきっかけになるのは確かであり、私は同時にそれがすごいチャンスだと思っています。

というのは、通勤の時間が削減されますから、その分時間ができます。使い方によって、個人の伸びしろを、より伸ばせると思うのです。

通勤に片道1時間かかるとすれば往復2時間です。終業後の余計な付き合いもなくなれば、毎日3～4時間自分の時間が増えるわけです。自分の能力を伸ばす、すごいチャンスが来たのです。

ただ、本書の対談にも協力してくれた石田淳さんは、「現実にはほとんどの人は、その時間をムダに使ってしまうでしょう」と言います。というのは、やはり多くの人は、「言われてやる」ことに慣れきっているからで、結局それを一生続けてしまうのではないか、というのです。

子どもの勉強も同じことがいえると思います。特に受験生であれば、本気でやる子は、これはチャンスだと思って頑張る。でも自主性が身についていなければ、ラクな方へと流されてしまうでしょう。

私が思うに、そこで「主体的にやりなさい」と子どもに言っても、急に主体的に行動できるようにはならないと思います。これまでも、主体的に生活していれば話は別ですが、そうした子は多くはないと思います。

その元凶となるのは、親の「干渉しすぎ」です。

子どもの頃から親が「こうやりなさい」「ああしなさい」と、子どもに指示してしまうと、その子はその指示がなければ動けなくなってしまいます。

高校くらいまでならともかく、大学受験まで親がいろいろ決めてあげて、「あの大学に行くためにはこれをやりなさい」と、親はよかれと思って〝教育〟します。子は親の言うとおりに勉強してきた結果、たとえば東京大学に入学できたとしても、その子に主体性やセルフマネジメント力がついているといえるでしょうか。

学歴的には素晴らしい評価を得られるかもしれませんが、これまでの学習が自主的ではなく「言われてやっている」ばかりで、それが積み重なれば、自然と「言われてやる」「言われたことはやる」という受け身の人間になってしまうのも仕方ありません。

おそらく、多くの人がこの受け身タイプなのではないでしょうか。私は石田さんが言ったことは妥当だなと感じています。


とはいえ私自身、常に主体的にやってきたかというと、そうでもなかったように思います。ただ、大学受験については、自分からものすごく勉強した記憶があります。この時に主体的に勉強できたのは、高校時代、まったく成績がふるわず、「このままだと大学に行けないかもしれない」という危機感があったからでした。

ですから、「主体的に勉強した」というよりは、「追い込まれて、やらなくてはならなかったから」というのが正直なところです。

ところで、日本社会では、組織にもよりますが、個人が主体的に行動することをよしとしない風潮がいまだに残っていたりします。コロナ禍もあり、個人の主体性がますます重要視される中、そうした硬直した組織は、生き残るのが難しいかもしれませんし、そうした組織に長くい続けてしまうと、自らの主体性も失いかねません。

そう考えると、私自身は大学病院を辞めて開業したことは、とてもよかったと思います。組織に属していないので、すべて自分で決めなくてはならず、ぼやぼやしていたら、生活が立ち行かなくなってしまいます。

この独立開業が、私の主体性をより強固にしていったのはいうまでもありません。人は、立場が変わることで、心持ちや取り組み方も変わります。私自身もそうでしたが、そういう環境に1回追い込む、「自分が能動的にやっていかないと成り立たない」という状況に追い込むことも大事なのかもしれません。

主体性を養い自己肯定感を高める「目標設定」のススメ

「自ら追い込む」ということのほか、主体性を身につける方法の一つとして、私は「本人が自分で目標設定すること」をお勧めします。

目標設定は自己肯定感を高めることにもつながります。

たとえば、勉強にしても「今回は頑張った」と言っても、それは本人が「頑張った」と思っているだけで、周囲の人にはピンときません。

しかし、点数や偏差値など、具体的な数値で表現すれば、「頑張った」ことがわかります。あるいはマラソンのタイムなどをイメージしていただければわかりやすいかもしれません。

要は自分の努力が結果で見えれば、自己肯定感が高まるのです。そうでなく、あいまいな「頑張った」だけでは、どれだけ褒められても、自己肯定感はそれほど高まらないでしょう。

私の友人は登山が趣味で、毎回、標高レベルを上げています。先日は南米の最高峰、アコンカグア６９６０メートルを登ってきました。彼のように自分自身で目標を設定しそれを達成することで、どんどんと自己肯定感が高まるサイクルに入ることができると思います。

ところが、大半の人は、そもそも目標設定を自分でやろうとしません。目標設定を自分でしなければ、いくら目標を達成してもあまりうれしくないと思います。なぜなら、人が決めた目標は達成できなくても、何とでも言い訳ができるからです。

たとえば達成できなかったら、「もともと、そんなこと無理でした」と言えますし、達成できたとしても、「まあ、このぐらいできますよ」とあまり達成感が得られません。

会社の目標設定も、上が決めたものであれば、達成してもしなくても、言い訳ができ、心の底から喜べないのではないでしょうか。

しかし、目標設定を自分で行えば違ってきます。

目標設定するにあたっては、いきなり高い目標を立てても、現実的ではないので、小さいところから始めたほうがいいでしょう。ある程度経験がある人が、目標設定に関わってあげることも必要です。

そうでないと、目標が低すぎたり、高すぎたりしてしまいます。

理想は、「1年くらいで本人が頑張れば達成できるような目標設定」をすることです。ただ、それが一番難しいのですが。

あるいは3年、中高一貫校の中学生であれば、6年でもよいかもしれません。具体的な目標設定例としては、「どこの大学を目指すか」などが挙げられます。あまり長いと、今の実力を考えずに非現実的な目標を設定したりしてしまいがちですが、6年先であれば適切な判断ができると思います。

注意したいのは、低すぎる目標設定です。そのほうがラクに達成できるからですが、そこを親が、「この子ならもっとできるだろう」と、調整してあげる必要があります。

まず、当人がなるべく数値で目標設定をして、親はその目標を微調整してあげればよいということです。1年目はうまくいかなくても、数値を上げ下げしたりすればよく、それを続けていれば、だいたいの感じはわかってくると思います。

努力をしないで勝った人はいない

あるボクシング漫画で、印象に残っているセリフに「努力した者がすべて報われるとは限らん！　しかし成功した者は皆すべからく努力しておる！」というのがあります。それでは、「努力したら勝てるのか」ということではなく、勝った人は必ず努力をしている。つまり、努力をしないで勝った人はいないということです。私も確かにそうだと思います。

「努力したから結果はこの程度でもいい」ということもないですし、努力しないで結果が出るような目標設定はダメだと思います。

少し挑戦しただけでうまくいかないから、「あー、もうダメだ」とあきらめてしまうのはもったいない。

やはり自分の能力に見合った目標設定と、それに対する努力が大事だということです。「ここだ」と定めるのは難しいですが、その時その時で判断していくしかありません。

実は、私の長男は現役で複数の大学に合格しましたが、どの大学にも行かせませんでした。つまり、浪人させたのです。長男には「その程度の努力で入れるような学校に行ってはダメだ」と伝えました。今までやった努力で受かる大学でいいのか、ということです。

浪人してどうなるかは本人の問題です。「あの大学に行きたい」というエネルギーが強ければ入れるのかもしれない、と私は思います。結局、長男は浪人した末に、第1希望の大学に無事合格することができました。

人が一定の成果を出せるのは、本人の意志で動く時だけです。ですから、人に言われてやっているうちは、あまり成果は期待できません。自分がやるべきことを見つけてきて、それに応じて、その目標設定をして、自分で計画を立ててやる。そのサイクルが大事だと思います。

「続けること」が価値を生む

人間と動物の違いは、10年後のことを考えられるかどうかだけ、という話があります。つまり、動物は未来のことはわからない。今おなかが空いているから、とりあえずシマウマを食べたい、ということなのでしょう。人間も、「おなかが空いた、今日は何食べようか」と思いますから、似ている部分はあると思います。

しかし、同じ食べるにしても、人間はもう少し高いレベルの食べ方ができます。たとえば、「体重を何キロにしたい」という時に、「じゃあ、一時期、炭水化物をやめておこう」と考えることができますよね。

そういう何らかの目標設定をしたがために、今の食事を変えることができるのは、人間だからこそなのです。

それは食事に限らず、時間の使い方など、日々の生活においても当てはまります。すなわち、未来のことを考えないと、今が変わらないわけです。そして、今が変わるから未来も変わっていくのです。

したがって、未来に「こうしたいな」という希望があることは、すごく重要なのだと思います。

未来といっても「20年後、何したい?」と言われても、それはちょっと先すぎるので、遠い未来ではなく、先ほどお伝えしたように、1年後、3年後、6年後くらいがいいでしょう。

そのぐらいのスパンで、自分で目標設定をして、それに対して行動できるということが、おそらく人間が持っている素晴らしさなのではないでしょうか。

ただ、そうした目標に向かってばかりでは大変なので、目標を立てずにその場でやりたいことをやったり、「今日はいいか」と肩の力を抜いたりすることも必要です。バランスを取りながらやっていくとよいでしょう。


そうする中で大切なのが「続けること」です。

実はわが家では週に1回程度、子どもたちと皇居周辺をランニングしていますが、11年前の2010年の1月から始めて、いまだに続けています。

次男は、別に運動ができたわけではなく、保育園の徒競走でもだいたいビリのほうでしたし、小学校、中学校でもリレーの選手に選ばれたことはありません。皇居ランニングも、最初は1周するのに1時間ぐらいかかっていましたし、走っているというよりも遊んでいる感じでした。でも、それを続けていたら、中学校のマラソン大会で優勝するまでになったのです。それ以降は2位、欠席、4位、中止、中止でした。優勝だからいいということでなく、4位でも十分に素晴らしいと思います。学年の人数が240名くらいなので、4位でも上位2％を切っています。

やはり、続けないと価値というものは生まれません。

逆にいえば、「一瞬頑張る」ということは、ほとんど意味がなく、仕事でも何でも続けていくからこそ、それなりの成果が得られるのです。

何ごとも、あきらめずに粘り強く続けていくことが、ものすごく大切だと実感しています。

興味のあることを徹底的に深掘りして、上位5％を目指そう

セルフマネジメント力のほか、私がこれからの時代に大事だと思うことの一つに、リベラルアーツ（教養）があります。

教養とは、幅広い概念ではありますが、私が必要だと感じるのは、母語に対する言

語能力の高さです。当たり前のことですが、日本人は日本語が、もちろんできてはいますが、「読む」「書く」「話す」「聞く」という4技能を、より磨くことがその人の基礎になっていくと感じています。特に磨きたいのは「書く」力です。

言語能力が高いと、文章を読んでいてもポイントを掴みやすくなり、さまざまな場面でよい影響が出てくることでしょう。

加えてお伝えしておきたいのは、今後は、半端な知識は何の意味も持たないだろうということです。すでに今もそうかもしれませんが、少し調べたらわかるようなことを知っていても、何の価値もないでしょう。表層的な知識、辞書的な知識が多くても、ほとんど役に立たないわけです。

たとえば以前は、英語の辞書を1冊覚えたら一生食べられた時代があったと思いますが、今は電子辞書やインターネットでの検索などがあります。辞書1冊分の内容を覚える価値がゼロとはいいませんが、かなり下がっていると思います。

本書では英語を学ぶ必要性を説いているので矛盾するように聞こえるかもしれませんが、今後、同時翻訳の技術が高度化すると、世界中の何百万語に一瞬で対応できて、すべての人とコミュニケーションが取れるような時代が来るかもしれません。そうなれば、人が多くの外国語を話す必要がなくなります。

だからこそ、中途半端な知識ではない、深い教養が必要になってくるのです。既存の知識体系を維持していくだけでは、価値とはいえなくなってきているのです。

それに代わる価値が「深掘りできることをどのくらい持っているか」だと思います。

私たちは「知っている」ことはたくさんありますが、その中で、「できる」ことはどれくらいあるでしょうか。

たとえば何かの作り方を見て、「ああ、わかる、わかる」と思っても、実際にやってみるとできない、という経験は多くの人が持っていると思います。

私も、うちの子どもが一輪車に乗っているのを見ると、「一輪車に乗るには、こうすればいいんだな」と理解はできますが、実際には乗れません。

こうした「わかっているけれどできないこと」を「できる」に、どのくらい変えていけるかということは、価値のあることだと思います。

知らないことを一人でできるようになるためにはいくつかのステップがあります。これは自創経営という経営の勉強会で習ったことです。最後のステップだけは加筆しています。

知らない
知っている
わかる
だいたいできる
一人でできる

人に教えられる
上位5％になる

「わかっているけれどできないこと」を、それこそ一輪車でも英語でもマラソンでも美術でも、どんなジャンルでもいいのですが、そのジャンルの中で上位5％を目指すとよいと思います。上位5％は、クラスで1番か2番になるくらいの目標です。多くの人は、「上位5％」というとあきらめてしまうかもしれませんが、それはとてももったいないことです。

何でもいいから、「上位5％入りを達成した経験」を、できれば高校生までの間に一つ持っておくと、大きな自信につながります。

それには本人のやりたいことに従って、より深めていくことが大事でしょう。

スティーブ・ジョブズも、カリグラフィーという文字装飾に興味を持ち、大学でその授業だけを受講していたことが、のちに美しいタイポグラフィを内蔵したMacintosh

の誕生につながりました。

もちろん、彼は授業を受けていた時には、それが将来に役に立つかどうかはわからずにやっていました。でも、自分がやりたいことに徹底的に取り組んだことで、それなりの結果を出すことができたわけです。

今やりたいことを一生懸命やること、深掘りすることの大切さがわかるエピソードだと思います。

コラム なぜ、自由が丘矯正歯科クリニックを選んだか？

①アメリカに留学したら、全員終わっていて愕然　M・Kさん（16歳）

日本の中学に通っている時には、歯科矯正をしているのはクラスで数人だったというM・Kさん。高校1年生の秋からアメリカ・コネチカット州の高校に留学したところ、クラス全員の歯科矯正が終わっていて愕然としました。

「クラスメートに『どうして矯正していないの？』『お金がなくてできないの？』と聞かれて、矯正をしないとダメなんだと思いました。もともと留学前に矯正をしておこうかなとも思っていたのですが……」

アメリカでの歯科矯正を考えたものの、学校や寮の近くには矯正歯科がなく、平日は授業、スポーツ、自習時間と、夜までびっしりスケジュールが入っていて、余裕がありません。そこで長期休みで日本に一時帰国をする際、矯正歯科に行くことを決めました。

ところが、先に話を聞いたある歯科の先生からは「2～3年は帰って来られる日が限られている。アメリカで装置が壊れても何もできないから、責任が持てません」と消極的な返事が返ってきました。一方、自由が丘矯正歯科クリニックでは「留学しながらの矯正治療は難しいけれど、最初の3カ月通院ができれば大丈夫」と言ってもらえたため、受診を決めたといいます。日本で治療するよりも多少の時間はかかるものの、一般的な歯科矯正よりは短い期間で終えられ、痛みが少ない、というのも魅力的でした。

「アメリカでは矯正治療は痛いもののようで、クラスメートたちから『痛いでしょ』と聞かれるんですが、痛かったのは装置を最初につけた数日だけ。すぐに慣れてしまいました。虫歯にはなりたくないので、歯ブラシだけは丁寧に行うようにしています」

3月に初診と検査、4月末の渡米前に矯正装置をつけ、夏休みに帰国する時に通院と、先生と相談しながらスケジュールを組み立てました。

矯正数カ月後、治療開始前と比べて格段にきれいになった歯並びを見たM・Kさん。短期間で痛みが少ないJETsystemにしてよかったと、笑顔で話してくれました。

郵便はがき

おそれいりますが
63円切手を
お貼りください。

1028641

東京都千代田区平河町2-16-1
平河町森タワー13階

プレジデント社
書籍編集部 行

フリガナ		生年（西暦） 年	
氏　名		男・女	歳
住　所	〒 TEL　　　（　　　）		
メールアドレス			
職業または学校名			

ご記入いただいた個人情報につきましては、アンケート集計、事務連絡や弊社サービスに関するお知らせに利用させていただきます。法令に基づく場合を除き、ご本人の同意を得ることなく他に利用または提供することはありません。個人情報の開示・訂正・削除等についてはお客様相談窓口までお問い合わせください。以上にご同意の上、ご送付ください。
<お客様相談窓口>経営企画本部 TEL03-3237-3731
株式会社プレジデント社　個人情報保護管理者　経営企画本部長

この度はご購読ありがとうございます。アンケートにご協力ください。

本のタイトル

●ご購入のきっかけは何ですか?(○をお付けください。複数回答可)

1 タイトル　2 著者　3 内容・テーマ　4 帯のコピー
5 デザイン　6 人の勧め　7 インターネット
8 新聞・雑誌の広告(紙・誌名　)
9 新聞・雑誌の書評や記事(紙・誌名　)
10 その他(　)

●本書を購入した書店をお教えください。

書店名／　(所在地　)

●本書のご感想やご意見をお聞かせください。

●最近面白かった本、あるいは座右の一冊があればお教えください。

●今後お読みになりたいテーマや著者など、自由にお書きください。

どうもありがとうございました。

第2章

英語圏は日本で想像するよりシビア 歯列矯正医だからこそ伝えたい 歯並びがきれいな子と整っていない子の間につく差

05

なぜ、歯並びの是非が問われるのか

「この歯並び、治したほうがよいでしょうか?」

これは私の医院に来る多くの方からいただく質問です。皆さん、矯正したほうがよいのかどうか、悩んでいます。

しかし、矯正したほうがよいかどうかは、私が決めることではありません。

というのも、歯列矯正は、「しないと命が危ない」というものではないからです。もし、命に関わる状態であれば、「治療したほうがよいかどうか」という議論をするまでもなく、医師は治療をするでしょうし、患者さんもそれを切望するでしょう。

ところが歯列矯正は、ある程度文明が進んだ段階で生まれた医療であり、社会的な医療と呼ばれるものです。

そのため、必要性という視点で考えると、「絶対必要」と断言することはできません。

しかし、グローバル化という視点で考えると、私は「絶対必要」だと考えます。

アメリカでは大学進学率と矯正率はほぼ同じ

私が大学卒業後、矯正歯科の医局に入った30年前には、日本で矯正している人はごくわずかでした。一方で、欧米ではとても多いことを知り、驚いた覚えがあります。どのくらい多かったのか、当時の具体的な数字は覚えていませんが、感覚として「多いな」と感じたのは確かです。

現在はというと、たとえばアメリカでは、プライベートスクールへ通う子どもはほぼ全員、矯正しています。また、大学進学率と矯正率は、ほぼ同じくらいだといわれています。

日本では現在、大学進学率は50％を超えています。アメリカのように、大学進学率と同じくらいの人が歯列矯正をしているとしたら、二人に一人が矯正しているということになります。いかがでしょう？　あなたの周りの人たちは、それくらいの割合で歯列矯正をしているでしょうか？　そうではありませんよね。いまだに、日本とアメリカの違いは歴然としています。

私は大学の医局で働いたあと、矯正歯科医として独立開業したのですが、その際に、マーケティングの世界ではよく知られている、ある話を聞きました。

アフリカに靴を売りに行った二人の営業マンの話です。一人の営業マンは、「ここは誰も靴を履いていないから、靴は売れない」と考えました。もう一人の営業マンは、「誰も靴を履いていないから、これからのマーケットが無限にある」と考えた、というものです。

どちらの考えで営業活動を行うかは、その企業などの方針によってそれぞれなのでしょうが、私は、「これまで靴を履かなくてやってこられたのだから、今後も靴を履かなくてやっていける可能性が非常に高い」と考えました。

これは、まさしく日本の歯列矯正についても当てはまることではないか、と思いながら。

日本での矯正率は、私が矯正医を始めた頃に比べて、数%伸びたかもしれませんが、おそらく今でも10%は超えていないでしょう。

今後も、微増はするかもしれませんが、アメリカのように大学進学率と同じぐらいまで矯正する人が増えるかどうか……そこは矯正医としては、期待したいところですが、次に挙げる文化的な背景の相違から、なかなか難しいのかもしれないと考えています。

一方で、本気で日本が、いえ日本人一人ひとりが、グローバル化を目指すのなら、歯列矯正は避けて通れないものだと確信しています。

欧米社会では「歯並びは身だしなみの一つ」

では、なぜアメリカでは多くの人が矯正をするのに、日本では少ないのでしょうか。先に「文化的な背景の相違」と申し上げましたが、どういうことなのか、詳しく説明していきます。

まず、欧米では「外見を重視する」ということが挙げられます。「人は見た目が9割」という説もあるほどです。特にアメリカでは、歯並びが悪いことは「恥ずかしいこと」だと捉えられています。

矯正治療は、アメリカでも安いとはいえませんが、歯並びが悪いと「子どもの頃、矯正治療してもらえないほど貧しかったのか」と蔑むような目で見られたり、「家柄や育ちが悪い」「親の教育がなっていない」という印象を与えたりしてしまいます。

就職の面接試験などでは、歯並びの悪さは肥満と同じで、「自己管理ができていない、だらしない人」と見なされてしまいます。仕事や恋愛をするうえでも不利なことはいうまでもありません。

アメリカでは、歯並びは身だしなみの一つとして捉えられているのです。

一方、日本では、「外見よりも大事なのは中身だ」と考える風潮があります。見た目を繕うことはあまりよくないことだという、無言の空気が流れています。ですから歯並びが悪くても、内面が美しければよい、と感じる人が多くいるのではないでしょうか。いえ、そもそも歯並びを気にする文化そのものも皆無だと感じています。

八重歯の場合はむしろ、「かわいい」と言われるほどですが、八重歯は欧米では魔女を連想させるので、「不吉なもの」と捉えられています。これも、文化の違いからくるものです。

多民族国家で重要視される「美しい笑顔」

欧米で歯並びの美しさが重要視されるのは、広義で捉えれば、それは「当然の身だしなみ」だからなのですが、もっと突き詰めていけば、歯並びの美しさは「笑った時の美しさ」に影響を与えるから、ともいえます。

笑った時にチラリと見える白い歯、美しい歯並びは、きれいな笑顔の決め手になります。

ところが笑った時に、歯が黄ばんでいたり、ガタガタの歯並びだったりすると、いくら美人や美男子でも、一気に印象が悪くなってしまいます。このことは欧米だけでなく、日本でも同じだと思うのですが……。

一方、日本人、特に女性の場合は、笑う際に口に手を当てて笑うことが多いですよね。「歯を出して笑うのははしたない」という考え方もありますが、もしかしたら無意識のうちに歯並びの悪さを隠しているのかもしれません。

逆に考えれば、美しい歯並びであれば、わざわざ手で口を覆う必要はありません。むしろ、堂々と笑顔になれるでしょう。笑顔に自信が出ると、自己肯定感も高まり、前向きに生きられるようになります。

ご存じの通り、笑顔には自分も他人も幸せな気分にする不思議な力がありますが、もう一つ、アメリカに代表される多民族国家ならではの「笑顔が大切にされる理由」があります。

それは、笑顔によって、相手に安心感を与えられる、というものです。

アメリカにはさまざまな人種の方がいて、さまざまな言語が使われ、宗教も多様です。価値観や思想、主義主張も異なります。そのため笑顔で相手に敵意がないことを示すことが重要になります。

一方、日本人は、圧倒的多数が日本で生まれ、日本の文化の中で育っています。ほとんどの人が日本語を母国語とし、宗教活動に熱心な人も多くはありません。日々の生活の中で相手に敵意を感じることが少ないため、主義主張をする必要もなく、お互いを理解することにそれほど苦労を要しません。すなわち相手にあえて安心感を与える必要はないのです。

こうした違いが、積極的に矯正をする・しないという違いにつながっているのではないかと考えています。

もし、留学したい、グローバルに活躍したいと考えているのであれば、英語圏ではほとんどの人が歯列矯正をしているということ、その理由として、このような文化的背景があるということを理解する必要があります。

そして、矯正しないまま、学校や仕事などで欧米人と付き合うことになったら、「なぜ矯正していないのですか?」と、聞かれるケースも出てくるでしょう。

そのような質問を投げかけられないためにも、矯正することの必要性を認識していただければと思います。

日本では教育に、アメリカでは歯列矯正に投資する

アメリカ人は、歯並びがよくても矯正しています。「もっと、美しくしよう」と矯正するのです。

これは、何かに似ていると思いませんか？

そう、日本における教育です。

日本では学校で一番の子が、一番だからといって塾には行かないということはなく、「もっと成績をよくしよう」として塾へ行ったりしていますよね。成績がよいのに塾に行っている日本の子どもの様子は、アメリカ人にとっては、とても不思議に映るようです。「十分よい成績なのに、なぜ塾に行っているのか？」と。

しかし一方、その感覚と同じように、アメリカでは美しい歯であっても当たり前のように矯正をします。

そして、日本では教育費は「親が払うもの」という意識が多くの人にあります。もっといえば、「教育費は親が出して当然」と思っている人も少なくないのではないでしょうか。

それと同様に、アメリカでは「歯列矯正のための費用は親が払って当然」とされています。日本に子どもの教育費を蓄えるための学資保険があるように、アメリカには子どもの矯正治療費のための積立保険もあるほどです。

日本で「教育」が親の子に対する務めだと捉えられているのと同様、アメリカでは「矯正治療」は親の責任とされているといっても過言ではないのです。

「美しさ」だけではない歯列矯正のメリット

矯正によって「見た目」がよくなるという点を強調してきましたが、矯正のメリットは、それだけではありません。

まず、歯並びがよくなれば、歯磨きがしやすくなります。歯並びが悪いと歯ブラシが届きづらく、しっかりと磨けません。すると磨き残しが多くなり、虫歯や歯周病を引き起こすリスクが高まります。

矯正をすることで、正しい噛み合わせになることも大きなメリットです。実は噛み合わせというのは、全身に影響を及ぼしています。そのため、矯正することは、顔やからだのゆがみの改善、肩こりや頭痛の改善につながります。

外見がよくなるだけでなく、内面の調子もよくなることは、「はじめに」でも紹介したように、ＱＯＬ（生活の質）が高まることにつながります。

06

なぜ、短期間で終えられる治療を目指したか

ここまで、歯列矯正における日米の考え方の違い、矯正の必要性などについて、ご理解いただけたでしょうか。

ここからは、歯列矯正医として普段から考えていることを中心にお伝えしたいと思います。

また私は、通常2～3年かかる矯正治療を、クオリティを落とさずに、1年ほどで終えられるJETsystemという治療法を開発しています。このシステムを開発するきっかけとなったある出来事にも触れますので、歯列矯正についての認識を深めていただ

ければと思います。

治療が終了した患者さんの自信に満ちた笑顔が忘れられない

東京医科歯科大学に入学時、歯列矯正というものがあることくらいは知っていましたが、その程度で、私自身は口腔外科に進もうと考えていました。

ところが、口腔外科が専門のある先生と話していて、「何か違う」と感じ、進路に悩みました。

当時、歯を削って詰める普通の歯科治療には興味が湧かず、数ある臨床科目の一つとして学んだことのある矯正に関心を持つようになりました。

それを矯正が専門の先輩に伝えると、「じゃ、君も1回矯正をやってみたほうがいいよ」と言われ、驚きながらも治療してもらったところ、恐ろしく痛かった記憶があります。

大学3年か4年の時でしたが、毎月1回調整しに行くと、その日の夜は痛くて眠れない。治療のあと、お酒を飲んで酔わないと眠れないほどでした。

ですから、こんなに痛い治療は、「これを治さなかったら生きていけない」くらいの人でないと耐えられないのではないか、と当時は思いました。

自分が歯列矯正を受けてそんな感想を持ったことからも、「はたしてこの道でよいのだろうか」と、再び悩むようになりました。

ところが、「はじめに」でもお伝えしたように、矯正科の実習を経験して、治療が終了した際の患者さんの笑顔を見ると、そうした悩みは吹き飛びました。

笑顔でお礼を伝えてくれるのは、もちろん、私たち医療従事者に対しての感謝の気持ちの表れなのでしょうが、何より、きれいな歯並びを手に入れた患者さんたちの笑顔は、みな自信に満ちあふれていました。

こうして歯列矯正を専門にすることに決めた私は、大学院を経て医局で働くようになりました。その間、当然、さまざまな資料を目にする機会があります。そこでアメリカ人の矯正率の高さに驚いたというわけです。

ところで、第1章で、「主体性」の大切さを力説した私ですが、実は自分自身は、大学、大学院時代、そして医局に残っていた時代を通して、自分で決めるのではなく、教授や周囲が決めた道のりを歩んでいました。

でも、そうしていると、本当に人生がおもしろくない。もやもやした気持ちがうっ積し、そこから逃げたいと感じるようになったのです。

そこで、一つの逃げ道として、独立開業を選びました。

独立開業して初めて患者さんの率直な意見を聞く

そんな胸を張れない理由での開業でしたが、いざ開業してみると、ぼうっとしていたら患者さんは来てくれません。広告のことからマーケティング、そして、当然、治療のことなどについて思いを巡らすようになりました。

大学病院にいたら気づかないことも結構ありました。

たとえば当時、矯正治療の際、症状によっては頭にヘッドギアをつけるのが当たり前でした。子どもの場合、つけるのを嫌がる子も多いのですが、大学病院ではつけないという選択肢はありません。教授が絶対的な権威を持っていますから、一度教授診断で治療方針が決まれば、ヘッドギア装着は絶対だったのです。嫌がる子がいても、下っ端の私たちが、なんとか説得して装着させていました。

しかし開業後は、誰かの権威があるわけでもなく、あらゆる判断は責任者である私自身が行います。

とはいえ、開業後も大学病院でやっていたようにヘッドギアの装着をしていました。その時やはり、嫌がる子とは押し問答になります。

「これをつけないと治らないよ」

「それでもつけたくない」

など、やり取りが続くのですが、その中でふと気づいたのが、「そういえば、率直な患者さんの意見を、自分自身が素直に聞けていなかった」ということです。

私は開業した時に、大学でやってきた治療と同じ治療をすればよいのだと思っていましたが、「それはちょっと違うのかな」と思い直すようになりました。

それから海外も含めて、いろいろな学会に行くようになり、さまざまな知見を得るようになったのです。

短期間かつクオリティの高い矯正治療を追求

海外の学会に行くと、日本では得られない知見も得られますが、多くの関係者とも知り合います。積極的に海外まで学びに行くような矯正歯科医たちと話をしていると、自分が行っている治療に満足できなくなりました。刺激を受けたのでしょうね。そこで、新しい装置を使ってみたり、治療法を工夫してみたり……といったことを、現在に至るまでずっと続けているのです。

そうしたことを積み重ねた結果、臨床のレベルもぐっと上がったと思いますし、よりよく治るような仕組みに変えてきたという自信もあります。

私は凝り性なので、やり始めると、突き詰めてしまうタイプです。自分でもここまでやらなくてもいいのかもしれない、と思う時もあるほど、国内外の症例を研究し、臨床に役立ててきました。

そうした歩みの中で痛感するようになったのは、矯正治療にかかる時間短縮の必要性です。

矯正の一般的な治療期間は、だいたい2～3年です。それを少しでも早く終わらせてあげることが、患者さんにとってもよいことなのではないか、と思うようになったのです。

しかし、早く終わるだけではダメで、やはりよい状態が長持ちすることが大事です。製造業でいえば、リードタイムを短くするのは当たり前ですが、短いリードタイムになったからといって不良品が出てしまっては元も子もありません。

治療が短期間にできたとしても、クオリティが低いと、当然、まったく意味をなしません。そこで「短い治療で、かつクオリティも高めていく」ということが、矯正においての技術革新になるのだろうと思い、それを目指すことにしました。

実際に、現時点で私がどのくらいの期間で矯正治療をしているかをお伝えしましょう。ある学会の審査に10症例提出したのですが、その中で一番短い症例が1年、そのほか、1年2カ月、1年3カ月くらいが多く、一番長いケースが2年4カ月となっています。一方、学会などで他の矯正歯科医が報告する治療期間は、一般的に2年6カ月です。おそらくこれまでに、1年を切っている症例を報告した矯正歯科医はいないと思います。

結核にかかり「短期間の治療」の必要性を痛感

私が「短い治療で、かつクオリティも高めていく」ことを目指した背景には、大学3年の時に結核にかかった私自身の体験があります。

2カ月ほど入院生活を送り、退院後、ちょうど大学6年になるまでの2年半、ずっと薬を飲み続けていました。1日3回です。続けるのが本当に大変でした。

今でも結核にかかる人はいますが、知り合いの医師によると、治療期間は私の頃より短くなっているそうです。

なぜ短期間で済むようになったのかというと、私の時代は、3種類の薬を服用していましたが、今は服用する薬が4種類になって、半年ほどで治るようになったというのです。

その話を聞いた時、私はすでに矯正医として開業していました。歯列矯正の世界では、なぜか短期間で治療することがよしとされておらず、たとえば私が1年ちょっとで治したりすると、「どうせろくに治ってないのだろう」などと指摘されることがあります。

けれども、結核のように放っておいたら亡くなるかもしれない病気の場合、「早く治りましたが、亡くなりました」では、話になりませんよね。

そういう命に関わるような病気でさえ、「より短く、よりよく治る」ことを追求しているのです。

それなのになぜ、矯正は命には関わらないのに、「より短く、よりよく治る」ことを追求しないのか。そのほうが、患者さんも快適でよりよい生活ができるのに、なぜそうしようとしないのか。そんな疑問が湧いてきました。

それで、先に述べたように、国内外の学会に出席して自分なりに研究を続けました。

私が学会で治療期間の短縮について発表すると、「そんなことをして意味があるのか」と真顔で言う矯正歯科医もいます。

しかし、私は断言します。ただ「治ればいい」ではダメなのです。患者さんのことを考えたら、もっと早く治ったほうが絶対にいい。同じクオリティで早く治ったら、誰でもそのほうがよいと思うでしょう。

そうであれば、どうやったらそれが可能になるかを追求することこそ私たちの仕事です。「3年かけないと治らない」というスタンスを変えない歯科医師は、医療従事者としていかがなものかと思います。

結核の治療に半年かかったとしても、2年半投薬を続けていた私からしたら、それは大変な進化なのです。

ですから結核の治療期間を短縮できたように、矯正の治療期間もできるだけ短くしたい。そこに価値があると思うのです。

一人の学生患者さんとの出会い

１９９９年に開業した私は、しばらくは一般的な矯正治療をしていましたが、２００４年くらいから「短期間の治療」を模索し始めました。

そして「より短い期間で、よりクオリティの高い矯正治療を」という思いを強くするきっかけとなったのが、ある大学生との出会いです。

２００６年の秋、千葉で診療している先輩矯正歯科医から、一人の男子学生を紹介されました。彼の住まいが私の医院の近所だったのです。実は、彼はスキルス胃がんの治療を終えたばかりで、私のところであればラクに通院できるということでした。

当時大学1年生だった彼ががんの手術を受けたのは都内にある大病院だったということで、私はその担当医に確認を取ったところ、「彼の命は卒業まではもたない」とのことでした。であれば、できるだけ早く治療してあげなくてはなりません。

実は当時、私の中では、引き受けてよいのかという葛藤がありました。確かに治療期間を短くする研究はしているけれども、当時はその手法が確立していたわけではありません。実際どのくらいの期間になるか確証も持てません。

意を決して引き受けることにしましたが、従来型の治療で2~3年かかっていたら、彼は残りの人生のほとんどを、矯正装置をつけて過ごすことになってしまいます。ですから、「なるべく早く治療を終えよう」と、必死の思いで彼に向き合いました。

毎月1回、来院してもらい処置をするのですが、私の勉強不足もあり、今考えると、大したことはできていなかったと思います。「治療期間を短くしなくては」との気持ちは常に持ち続けていました。

現在は、追って紹介するJETsystemという、その後に私が開発した短期間での治療を可能にする治療法がありますが、当時はまだ開発途上で、いろいろと試行錯誤を続けました。それまでの患者さんで効果があったことを試しながらも、その治療が彼に本当によいのかもわかりませんでした。

しかし幸いなことに、3カ月目くらいに行った「顎間《がっかん》ゴム」という、歯の上下にゴムをかける方法が彼に合うことがわかりました。俄然経過がよくなり、1年ほどできれいな歯並びになったのです。

一般の方が見れば支障がないところまできたので、彼の余命を考え、その年の年末に装置を外しました。「笑うと八重歯が牙みたいになって嫌だったので、自然に笑えてうれしい」と本人も喜んでくれました。とても素直な好青年でしたから、私としても元気なうちに治療を終えられ、なんとか新しい年に矯正が間に合ったことに安堵しました。

彼が1年程度で装置を外すことができたのだから、他の患者さんでも外れるかなと思い、その後も治療を重ねていきましたが、全然外すことができず、彼がどうして早く治ったのかは、よくわかりませんでした。

そして、2009年7月にその男子学生の症例について学会発表したところ、「その症例、きちんと治っていないのではないか」「そんなに早く外していいのか」など散々に言われ、さすがの私もだいぶへこみました。

精神的な苦痛も伴い、「そうまでして、短期間での治療を追求する必要はないのではないか。従来の方法のままでいいのではないか」と、思い詰めるようになりました。

そんなさなか、翌月の8月でしたが、男子学生のお母さんから手紙が届きました。

そこには、彼がその年の4月に亡くなったという報告と、「矯正が終わってから1年あまりと短い余命でしたが、友人と旅行をするなど充実した日々を過ごすことができました。先生には本当に感謝しています」といったお礼の言葉が並んでいました。

当院では治療後はだいたい3カ月に一度くらいの間隔で来院してもらい、2年間程度はフォローを行っています。彼も翌年の3月くらいまでは来てくれていたのですが、いつの間にか連絡が来なくなりました。夏になったらこちらから連絡をしようかとスタッフと話をしていたところ、この手紙が届いたのです。

その後、お線香をあげにお邪魔して、お母さんといろいろと話をしました。その会話の中で、彼が私にすごく感謝してくれていたことがわかりました。

そんなことがあり、「短期間の治療を追求するのはやめようか」という私の後ろ向きの考えは変わりました。

「学会で批判が殺到したくらいで、それで命を取られるわけでもない。もっといろいろな方法を試して改善していき、彼に行った治療をその後の医療の進歩に役立てるほうがいいのではないか」

そう前向きに考えられるようになりました。

そして、その年の秋頃から、これまでやってきてうまくいかなかったこと、うまくいっていてもその理由がわからなかったものなどについて、検証を始めました。

1年半ほど試行錯誤を続けて、ある程度のことがわかってきて、またさらにブラッシュアップを重ねていった結果、2008年頃に治療法をある程度確立することができました。私はそれを「JETsystem（ジェットシステム）」と名付けました。

07

「JETsystem」とは

「JETsystem」は、ごく簡単にいえば、なるべく痛みをなくし、1年程度という短期間で矯正の完了を目指す治療法です。ここでは、少し専門的になりますが、まずは歯列矯正にはどのような方法があるのかを説明したうえで、JETsystem はそれらとどう違うのか、その治療のステップと併せてご説明します。

歯列矯正の治療の種類と特徴

歯列矯正には、大きく「ワイヤー矯正」と「マウスピース矯正」の二つの治療法があります。

「ワイヤー矯正」はその名の通り、ワイヤーを使用した矯正方法で、多くの人が「歯の矯正」と聞いて、思い浮かべるイメージがこれでしょう。この治療法は、歯にワイヤーを通して歯を動かすことのできる装置（ブラケット）を装着し、メタルなどのワイヤーをそこに通して少しずつ歯を移動させていきます。

「マウスピース矯正」というのは、ワイヤーやブラケットを一切使わず、オーダーメイドによるマウスピース型の透明な矯正装置（アライナー）を歯に装着する治療法です。これは、20年ほど前にアメリカで開発された治療法で、装置が透明なので目立たないというのが大きな特徴です。ただ、すべての症例に適しているわけではないのと、ワイヤー矯正よりも時間がかかることがあります。

私が開発した「JETsystem」は、前者の「ワイヤー矯正」の中に含まれます。

痛みの軽減と効率的な歯の移動で治療期間を短縮

歯を移動させるには、歯やあごにそれなりの力をかけることが必要ですが、ワイヤーを使っての矯正治療の場合、ワイヤーとブラケットの間で摩擦が生じたり、痛みが伴ったりすることがあります。こうした痛みはある程度は仕方のないことだとされていましたが、非常に弱い力をかける「ローフォース」、あるいは摩擦が少ない「ローフリクション」のブラケットを使う矯正医も増えてきました。

私はそこをもう少し進めて、パッシブセルフライゲーションという摩擦がまったくないブラケットを使っています。私以外にもそれほど多くはありませんがこのブラケットを使用している矯正医はいます。

ではそうした矯正医と私とでは何が違うのかというと、私の場合、さらにＲＡＰという考え方を導入していることです。ＲＡＰとはRegional Acceleratory Phenomenonの略で、「局所活性化現象」と訳されます。組織が傷ついた時、それによって誘発される刺激により、その組織の代謝活性が増加する現象です。

たとえば歯を抜いたとします。するとそこはケガをしている状態で、一刻も早くその傷をふさごうと治癒力が働きます。この時、傷の周辺組織ではいつも以上の代謝活動が起こっています。歯の移動は代謝活動ですから、傷が治る力を利用することができれば、もっと効率的な移動ができるのではないか、と考えました。

当然、ローフォースのブラケットを使っている矯正医やパッシブセルフライゲーションを使っている矯正医、あるいはＲＡＰを使っている矯正医は、それぞれたくさんいます。

私はこれらの考え方を組み合わせた治療法を考案・開発しました。それが、「JETsystem」ということです。

従来の矯正治療方法での歯を動かす期間は約2年半（30カ月）といわれています。JETsystemでは、患者さんにもよりますが、それを半分くらいに短縮することが可能となりました。

JETsystemのさらなる進化に向けて

実は私は、もともと子どもを対象に矯正治療をしていたわけではなく、大人の治療が中心でした。ところが、そのJETsystemをやり始めた時に、大人のほうが子どもより歯の動きが悪いことがわかりました。それまでは大人も子どもも期間は、大して変わらないと考えていました。

おそらく大人の場合、代謝が落ちるなど、何らかのバイアスがかかるのではないかと思います。JETsystemによる治療の開発を進めるためには、もっと歯の動きの良い状態、バイアスがかからない状態でやったほうが、治療方法としての精度を高められると考えました。

そこで6~7年前から、より動きのいい中学生、高校生を対象に治療してみようと決めたのです。


このシステムは私自身が開発したものであり、誰かから指導を受けているわけではありません。私が毎年、国内の学会で発表をしているのは、私が一人で開発した治療法であるため、矯正歯科医から「これはおかしくないか」「もっと、こうならないのか」といった指摘をしてもらいたいからです。

また、アメリカの学会に出席するのは、いうまでもなく新しい知見を得るためです。いろいろな人がさまざまな試みを行っていることがわかりますし、その中に私の治療でも応用できることがあるかもしれません。

このように私が国内外の学会に積極的に出席する背景には、「今、私がやっている治療方法がベストであるかどうかはわからない」という思いが常にあるからです。現在行っている治療で最善は尽くしていますが、常に「もっとよい治療方法があるのではないか」と思っているのです。

パソコンでもスマートフォンでもそうですが、技術はどんどん進化します。「これで開発は終わった」ということはありませんよね。それと同じで、よりよい矯正治療のための技術やシステムの開発にも終わりはないと思います。

JETsystemをよりよいものにする追求をしていくことで、がんで亡くなった学生の供養にもなるのではないかと考えています。

JETsystem × マウスピース矯正

JETsystemはこの40年くらいの矯正治療の進化を余すところなく取り入れてつくり上げたものです。初期の半年の動きは、現在行われているどの治療にも劣らないものだと自負しています。

しかし、中高生の治療ではあとで述べるように、海外留学などで毎月の通院が難しくなる場合もあります。治療が短期間になったからとはいえ、対応できないこともあります。現在、矯正装置をつけたまま海外留学中の高校生もいますが、装置が壊れるといった心配もあります。

そういう場合には途中からマウスピース矯正に変更すると、治療がスムーズに進みます。最初の6カ月はブラケットを装着して、JETsystemで治療をし、その後はマウスピース矯正に置き換えて、留学などに対応することも始めています。

この方法はワイヤー矯正であるJETsystemとマウスピース矯正のそれぞれの長所を取り入れているので、今後主流になっていくのではないかと思います。また、この方法を用いれば、中高生の治療期間へのニーズのほとんどを満たせるのではないかと考えています。ただし、唯一の欠点は治療費が通常よりもかさむことです。

②アメリカでは子どもの時に済ますもの　M・Kさん（13歳）

アメリカ人の父親と日本人の母親を持つM・Kさんは、インターナショナルスクールに通う13歳です。本人は歯並びの悪さを気にしていませんでしたが、お父さんいわく「アメリカでは子どもの段階で歯並びを治しておくのは常識」。そこでご両親はM・Kさんが幼い頃から、「永久歯が生えそろう頃に矯正をスタートさせよう」と考えていました。

「日本人と白人系外国人では、頭蓋骨の形が違うので、歯科矯正の方法も変わってくると聞いていました。ハーフの子どもの実績がある歯科医がいいと思っていたところ、同じく国際結婚をしていて子ども3人の歯科矯正を行っていた友人が、自由が丘矯正歯科クリニックを紹介してくれました」とお母さん。

短期間に終えられるJETsystemで順調に矯正を進めていたM・Kさんを見て、誰より驚いたのはお父さんでした。

「主人が30年前に矯正をしていた頃は、スポーツで人と衝突したりすると口の中で出血が激しく、とても痛かったそうです。主人は『矯正は痛くて時間がかかるもの』と思い込んでいたのに、息子が痛がらずに平気な顔で生活しているのが不思議なようでした。サッカークラブに入っていますが、口にケガをすることもありません」（お母さん）

母親としても、痛がらないから手がかからないうえ、衛生士も先生も感じがよく、安心して子ども一人でも通わせられたといいます。

M・Kさんの夢はプロサッカー選手になること。歯科矯正も終わり、ますますサッカーの練習に力が入っています。

第3章

矯正歯科医だからこそ伝えたい英語の効果的な学ばせ方と矯正スケジュール

08

これからの時代、英語を学んでいくこととは

グローバル化した社会で活躍したいのであれば、歯列矯正がいかに大事な要素なのか、ここまででご理解いただけたかと思います。もちろん、英語力も必須であるのは、繰り返し述べてきた通りです。英語力をつけるには、やはり英語圏への留学が（費用はそれなりにかかりますが）、最も効果的だと思います。

しかし、コロナ禍でなかなか留学という選択をしにくい状況です。留学どころか、海外旅行でさえ実現するのが困難になってきています。

そうした状況下で、「もう留学も無理だし、英語を一生懸命やっても無駄だ」と考え

て学ぶことに後ろ向きになってしまうのか、それとも「よし、この期間にもうちょっと英語力を伸ばそう！」と前向きに捉えていくのか……そのどちらを選択するかで、その後の人生は大きく変わってくるでしょう。

とはいえ、「すでに留学が決まっていたのに中止になってしまった」という子の心情を考えると、いたたまれなくなります。その場合、落胆するのは当然だと思いますが、それでもいつまでもクヨクヨせずに、頭を切り換えて、やがて来るであろうその日を目指して、語学力に磨きをかけることは、むしろ大きな武器になるのはいうまでもありません。

逆にいえば、100点満点で今は60点の実力の英語力だったとしたら、コロナ禍が収束するまでに80点、いや100点を取ることだって夢ではないのです。

もちろん、そのためには自律的な学びが不可欠です。現時点（2021年8月）では、中学・高校の場合は通常登校のところが多いようですから、もちろん学校の勉強は変わりなくしっかり続けることができるでしょう。

しかし、留学を目指すなら、追ってお伝えするように、少なくとも英検（実用英語技能検定）2級程度の実力をつけておくのが理想だと思います。そのためには学校の勉強だけではなく、やはり自分で計画を立てて学び続けないといけません。

その方法としては、第一に挙げられるのが信頼できる英語塾に通うことです。わが家の長女は現在中2ですが、高校進学後に留学を目指しているので、中1の初めから英語塾に通っています。この塾は、コロナ禍において、「通常の通塾スタイル」と「オンラインでのライブ配信」のハイブリッド学習を実施しています。オンラインで受講するにあたっても、通塾時と変わりないライブ配信なので、タイムラグが生じることなく学べます。

コロナ禍においては保護者の方も何かと心配でしょうから、このような選択ができる配慮のある塾を選ぶのもよいかもしれません。

そして、これからの時代に実践すべき語学学習法の二つめは、まさにオンラインでの学びです。幸か不幸かコロナ禍においては、会議や打ち合わせはもちろん、飲み会もオンラインで行うようになりました。もともと通信教育として、いつでも好きな時に視聴できるオンデマンド講座なども行われてはいましたが、コロナ禍でステイホームが叫ばれる中、ますますその需要が増してきているように感じます。それに呼応するように、講座の種類も増えてきているようです。ですから、じっくり探してみれば、お子さんに合ったオンライン、あるいはオンデマンドの語学学習講座がきっと見つかると思います。もちろん、老舗のラジオ講座、テレビ講座を利用する手もあります。

ただし、こうした学習方法では、簡単にサボることができます。教室に行って先生の監視の下で行われる学びではないのですから、パソコンを開いて勉強しているように見えても、難なく別のこともできてしまいます。

そんな状況下で、サボることなく自分のやるべきことをしっかりできるか、自分との約束が守れるかが、ますます重要になってきます。

つまり、「いかに自分で自分を律してやりとおせるか」ということに尽きます。まさに「やり抜く力」が試されるわけです。いや、むしろ、「やり抜く力を養える勉強法」といってもいいかもしれません。

コロナ禍では、オンラインやオンデマンドにより、英語そのものを学ぶだけでなく、「自分で計画する力」「自分で決めたことをやり抜く力」を、〝やりようによっては〟つけることができるのです。

保護者の方も、数あるオンライン講座からご自身の興味あるものにチャレンジしてみてはどうでしょうか。そうして自らお子さんのお手本になってあげると、お子さんも誰から言われることなく、自律的な学びができるようになるかもしれません。

とはいえ、やはりいつの時代でも体験に勝るものはありません。海外への渡航が難しい状況が続くのであれば、国内で短期間でも「親元を離れる」ことを経験させるという方法もあります。語学も大事ですが、「自律」という視点でいえば、そうした経験もプラスになるに違いありません。どんな方法があるか、これからの戦略をお子さんと楽しみながら練ってもいいでしょう。

私は、コロナ禍でも、工夫次第でいろいろな学びができると信じています。むしろ、この状況下こそチャンスなのです。

次男の留学
……英語力向上、親への依存脱却を狙う

ここからは、コロナ禍が収まって留学が実現できるようになった時の参考になるように、わが家の次男の留学体験を紹介します。加えて、中高一貫校に進学させた場合の最適な留学時期や滞在先についてご説明します。

「はじめに」で提案した〝中高の6年の間に「英語を勉強すること」と「歯列矯正」をセットで考えること〟について、具体的にどう考えればよいのか、海外留学を視野に入れた場合の最適な歯列矯正のスケジュールもご紹介したいと思います。

わが家では、長男は中学受験を経て中高一貫校へ進学し、中学1年生で歯列矯正をしました。現在大学3年生ですが、実は中高時代はタイミングが合わず、留学はしていません。それが親としてはやや心残りです。

次男は、長男とは別の中高一貫校に進み、中学3年生の時、ニュージーランドのオークランドに留学させました。ちなみに歯列矯正は、スケジュールが合わずにまだ実施していませんが、タイミングをみてやる予定です。

現在、中2の長女も中高一貫校で、そろそろ歯列矯正をして、先に述べたように高校に入ったら留学させる方向です。

ということで、ここでは次男の留学経験についてお伝えしたいと思います。

通常、1年間の海外留学をするとなると、帰国時に一つ下の学年になってしまうことが多いと思います。学校によっては元の学年に戻れますが、日本での勉強に支障が出てしまいます。それならば中高を6年間で卒業し、その間に1年海外留学し、さらに日本での勉強に〝抜け〟が生じないようにできたらいいと思いませんか？

そんなうまい方法があるわけないと考えるのはもったいないないです。実はこれを実践している学校が奈良県にあります。西大和学園です。この学校では、中２までに中学の学習が完了することから、中３の１学期に高校の学習をしたあと、翌年の１学期までアメリカに留学して、帰国後は高校からの入学生と一緒に高校の勉強を再開するという独自のプログラムが用意されています。

同じことを次男の通っている中高一貫校でできないかと考え、学校の先生と何度か相談をしました。

というのは、進学に力を入れている中高一貫校では多くの場合、中２までに中３の学習内容を終え、中３で高校の学習をスタートします。ですから、中３から１年間留学するとしても、中学の勉強はすでに終えていることになります。

そして、高校からの入学も可能な一貫校であれば、たいていの場合、中学からの進学クラスとは別に、高校入学クラスが設けられています。留学を終え帰国した時に、この高校入学クラスに入れば、高校の学習内容に後れを取らなくて済むというわけです。

こうした中高一貫校ならではのメリットをうまく活かせば、英語力も伸び、日本での学習内容に〝抜け〟がなくなります。ただ、ここで注意しておきたいのは、高校からの入学生を受け入れている中高一貫校でなくては、このメリットを享受できないということです。

しかし、私の次男は帰国後、高校から入学した初対面の生徒たちと同じクラスになるよりも、中学から一緒だった友人と同じクラスに入りたいと、私の思惑通りにはいきませんでした。高1のクラスの同級生と高2になる前の春休みに修学旅行に行くことになっていたこともあり、この選択も当然といえば当然でした。次男は学習面で後れを取っているので苦労しています。しかし、本人が選んだ道ですから自分自身でなんとかするしかありません。

次男の留学では想定外のことが帰国後に起こりました。元の学年（高1）に復学できたにもかかわらず、なぜか中学の卒業証書が授与されなかったのです。留学前はもらえると言われていたのに。その後も何度か担任を通してお願いしましたが、結局卒業証書を頂くことはできませんでした。こんな事態を招かないためには、留学は高校でするほうがいいように思います。中学生の長女の留学は中学を卒業してからと考えています。

さて、英語教育に関して私は詳しいわけではなく、留学させたらなんとかなるだろうという期待感がありました。私自身、留学経験はありませんが、私の同級生が留学して帰国した時、やはり英語がグンと伸びていて、「こんなに伸びるのか！」と驚いた覚えがあります。

ただ、語学については、私は流暢に英語を話せるようにならなくても、相手の言っていることがわかって、自分が言いたいことを伝えられれば十分だと思っています。その意味では、1年間海外に行かせれば、さすがにこのレベルはクリアできるだろうと期待して送り出しました。

このタイミングで留学させたもう一つの理由は、思春期・反抗期のまっただ中に親元から離れて暮らすことは、子どもを大きく成長させるのではないかと考えたからです。

ある調査によると、この時期の子を持つ親の悩みとしては「いつもイライラして、暴言をはいたり暴力をふるったりすることもある」が一番多かったという結果でした。わが家ではそこまでではありませんでしたが、親とのコミュニケーションが取りづらい年代だということは、わが身を振り返っても実感としてあります。

そんな時期に親元を離れて生活することは、本人にとっても、親にとっても、大きなメリットがあるのではないかと考えたのです。ずっと親元で生活していると、結局、身の回りのことは親が何かと手を出してしまい、子どもが自分でやる機会が失われます。自宅にいるとどうしても親に甘えてしまいますが、留学させて、寮生活をすることになれば、自分のことは自分でやらざるを得なくなります。

4人きょうだいのお子さん4人を全員、中学から全寮制の学校に入れた知人が、「しっかりするようになるよ」と言っていたことにも影響を受けました。次男の中学受験の時は、全寮制の学校に入れようかとも思ったくらいです。

留学先の選定

……ニュージーランドに決めた理由

時期が決まったら、次に決めなくてはならないのは「どこに留学するか」ということです。英語力向上が目的の一つだったので、英語が母語の国に行かせようとは思っていました。

実は、長男が高1、次男が中1の時に、3週間ほど、フィリピンのセブ島に語学留学をさせたことがあります。その時に、フィリピンでは、本当の英語力は伸ばせないと痛感しました。

フィリピンでは確かに英語は、タガログ語とともに公用語の一つです。しかし、子どもたちが通っていたスクールの授業を見学して感じたのは、文法に関しては適当な人が多い、ということです。私が「なぜこの場合に、このような言い方をするのでしょうか」と、質問しても答えられない先生もいて、「やはりネイティブではないな」と感じました。

フィリピンでは、小学校から、国語（タガログ語）以外の授業は英語で行われるそうなので、確かに日本人よりは英語力は高いと思います。しかし、だからといってネイティブ並みに「とてもよくできる」わけではないのだな、と感じた短期語学留学でした。

そうした経験があったので、やはり英語が母語の国へ行かせたかったのです。となると、候補はイギリス、アメリカ、カナダ、オーストラリア、ニュージーランドあたりになります。

その中で、なぜ、ニュージーランドを選んだかというと、ニュージーランドの英語が一番聞き取りにくいからです。

ご存じの方もいると思いますが、ＴＯＥＩＣのリスニングのパートには、イギリス、アメリカ、カナダ、オーストラリアの4カ国語の発音が出てきます。アメリカとカナダは、ほとんど一緒といってよいくらい、かなり似通っています。そして私たちが普段耳にする英語のほとんどは、アメリカ英語です。

イギリス英語はかなり特徴的で、オーストラリア英語はさらに特徴的です。聞いていてよくわからないのは、オーストラリア英語なのです。ということは、その4カ国の中で、一番聞き取りにくい国の英語がわかれば、あとの国の英語は難なくわかりますよね。

ではオーストラリアに留学を、と考えなくもありませんでしたが、そこでニュージーランドにしたのは、ニュージーランドの英語とオーストラリアの英語は似ているものの、ニュージーランドのほうがより聞き取りにくいといわれていること、そして、私自身が彼の地に滞在した時の印象がよかったからです。

私はトライアスロンが趣味なのですが、その大会がニュージーランドで開催された時に初めて現地を訪問しました。

ニュージーランドの人たちに好感を持つきっかけとなったのは、ガソリンスタンドでの出来事です。アメリカではガソリンを入れる時、たいていデポジット制になっています。ガソリンを入れる前に何十ドルかを預けるのです。前金制にしているのは、ガソリンを入れてそのまま支払わずに逃げ去ってしまうことを防ぐためです。

ニュージーランドでも同じようなシステムだろうと思って支払いの列に並んだら、

「先にガソリンを入れて」

と言われたのです。これには驚きました。

もしこれがアメリカであれば、支払う前にガソリンを入れたらそのまま立ち去りかねません。そこで、このシステムが成り立っているニュージーランドという国は、素晴らしく善良な国民性なのではないかと直感したのです。実際、出会う人はみな、とても素敵な人たちでした。

ガソリンについては、都市部でも郊外でも同じで、基本的に性善説が成り立っている国なのだとうれしくなりました。

ほかにもニュージーランドを選んだ理由はあります。一つは、時差をさほど気にしなくていいことです。通常の日本との時差は約３時間、サマータイムでも約４時間です。これがカナダやアメリカだと昼夜が完全に逆なので、何かあった時にすぐ連絡が取れない可能性があります。

もう一つは、留学費用が抑えられることです。ニュージーランドの場合、留学先に私立と公立の選択肢があり、寮も含めていくつかの学校を検討しましたが、私が選んだエージェントからの情報では、ほとんどが５００万円いかないくらいでした。これがカナダだと６００万円程度、ヨーロッパだと１０００万円以上かかります。ニュージーランドは国策として留学生の受け入れをしているので、エージェント手数料も、生徒側ではなく学校側が払ってくれることが多いようです。

とはいえ５００万円といえば高級車が買える金額なので、決して安くはありません。東京の例ですが、都立高校に通う生徒を対象に毎年留学生を派遣するプログラムがあり、選考はありますが、かなり安い費用で1年間の留学ができるそうです。また、以前からロータリークラブが交換留学のプログラムを提供している地区があります。コロナ禍が過ぎればこうした海外留学のプログラムも復活するはずですので、お住まいの地域の留学プログラムを探してみてはいかがでしょうか。

そのほか、次男の場合は日本での部活がバスケットボール部だったので、留学先でもバスケットボール部がある学校を条件にしていました。留学先に決めたオークランドは日本の田舎のようなのどかさがあり、治安がいいこと、人口約100万人中、日本人は約5000人と少ないことも決め手となりました。

次男は、オークランドの公立校に留学し、学校と同じ敷地内に隣接した寮から学校に通っていました。寮は留学生だけでなく、学校に通えない距離に自宅があるニュージーランド人も利用しています。二人1部屋で、日本人が同じ部屋にならないようになっています。次男の同部屋の子はニュージーランド人だったそうです。

学校は最初の3カ月間は留学生のための語学クラスに入り、4カ月目から現地の子どもたちと同じクラスに移行しました。授業は大学のように科目選択制で、自分で興味のある科目を選びます。クリスマス休暇中だけは日本に戻ってこなければならないそうで、そこが盲点でしたが、休日の過ごし方など、さまざまなことを自分で判断し、元気にオークランドの生活を満喫したようで、逞しくなって帰国しました。

私の期待通り、英語力が向上していたほか、家庭の中でも自分から率先して動くようになり、妻も助かっているようです。

留学時の次男の英語力は、英検準2級は取得してはいましたが、部活などがあり2級のテストは受けずじまいだったので、たぶん英検2級には足りない程度だったと思います。本来は、もう少しレベルアップしてから留学させたほうがよかったのかもしれません。

次男によると、留学当初、言葉がわからず非常に苦労したようです。ですので、中3で2級を取ってから、高1で留学すれば、すごくスムーズだったと思います。追ってお伝えする留学と矯正スケジュールの中では、英検は2級を取得する前提で説明しています。

ただ、長男の同級生で留学した子からは、「留学して英語ができるようになるのではなくて、英語ができるようになってから留学したほうがいいよ」と言われました。

確かにそれもそうです。日本にいる間にある程度できるように学んでおき、その訓練というか実践の場として留学を活用する。それができれば、より語学力に磨きがかかり、有意義な留学生活を送れるのではないかと思います。

この「日本にいる間にある程度できるように学んでおく」ことができるのが、先にお伝えしたように、まさにコロナ禍で海外に行きたくても行けない今なのです。この期間に力をつけて、ぜひ、英検2級を取っておきましょう。

09
わが子を留学させるなら～留学と矯正を同時並行で行いたい場合

これまでの内容で、コロナ禍でも、いやコロナ禍だからこそ、学べるチャンスはいくらでもあるということは、ご理解いただけたかと思います。

そしてもう一つ、コロナ禍だからこそ取り組むといいのではないかと思っていることがあります。それが矯正です。

その理由は大きく二つあります。一つは、コロナ禍で中高生は学校での授業はあるものの、部活が休止になるケースが多く、治療する時間があるということ。この期間に治療を済ませてしまえば、コロナ禍が収まって留学が可能になった時に、スムーズに海外へ行けます。

もう一つは、矯正器具を口に装着しても、マスクをすることが日常となったので、口元を他人に見せずに済むということです。特に女の子は、ギラギラと光る金属の矯正装置をつけるのに抵抗感があると思います。目立たない透明の矯正器具もありますが、シルバータイプよりも高価なのが難点です。しかし、マスクをつけていれば、金属の矯正装置でも、見られることがないので抵抗感なく装着できます。保護者の経済的負担も軽くなります。

以上のような理由から、まさにコロナ禍は、〝矯正しどき〟なのです。

コロナ禍では当初、矯正医院や歯科医院は敬遠されていたようですが、最近はむしろ患者さんは増えています。そもそもコロナ禍であろうとなかろうと、多くの歯科医院では衛生環境にかなり配慮しています。細菌の多い口内を治療するので当然です。ですから、衛生面でも安心して治療を受けられます。

そうしたことを念頭に置いていただきつつ、後半では留学と矯正の考え方、そして留学を視野に入れた場合の、一般的な矯正スケジュールについてお伝えしていきます。

まず、留学と矯正の考え方について、ある保護者の話をしたいと思います。

中高生向けに歯列矯正を専門にしている私の医院では、「留学先で歯並びの悪さを指摘されたので矯正したい」を来院理由に挙げる子はいても、「留学のために矯正する」というケースはあまり多くありませんでした。

それくらい、矯正と留学を直接的に結びつける考え方は一般的ではなかったのだと思いますが、そうした中で印象に残っているのが、数年前に来院された父子です。

当時、お子さんは中学受験をして中高一貫校に入学したばかりで、一緒に来られたお父さんは、「将来、留学の予定もあるから、歯列矯正をできれば中学生のうちに終わらせたい」とおっしゃっていたのです。

実際、矯正治療は1年ほどで終了しました。彼は、歯並びの不具合のほか、あごが曲がっていたのですが、矯正するとそれも治り、スッキリとした男前に磨きがかかりました。

「矯正すると、顔もこんなに変わるんですね！」

とお父さんにも驚かれましたが、そもそも彼のお父さんが、留学を視野に歯列矯正もそれまでに終えたいと準備をされていたことに感心した出来事でした。

彼は高1で留学しました。留学期間は1年間ですが、状況によっては日本の高校をやめて、現地の学校に転校し、そのまま海外の大学へ進学することも考えていると言っていました。

留学を視野に入れた時、この父子のように、中学生のうちに矯正治療を終えておくことが理想だと私は思います。

となると、「いつから治療を始めればよいか」ということを考えなくてはなりません。

前歯が生え替わる7歳くらいの時に一度、矯正認定医に診てもらおう

皆さんは、矯正治療はいつから始めるのが適切だと思われますか。「小学生時代のなるべく早い時期」と思う方もいるかもしれませんね。結論から言いますと、装置を入れての矯正は、早ければ早いほど良いとか、「7〜8歳くらいまでに済まさなければならない」ということはありません。

私がここでお伝えしたいのは、「前歯が生え替わる7歳くらいの時に一度、矯正認定医に診てもらうのがいい」ということです。

ケースにもよりますが、歯に関して最初にいろいろなことが起こってくるのは7歳くらい、だいたい小学校1年生頃で、前歯が生え替わる時期です。永久歯が生えてこないと、歯の状態がどうなっているかを判断できないため、その時期に1回、矯正認定医に診てもらうことをお勧めします。

第4章でもお伝えしますが、ここでポイントとなるのは、日本矯正歯科学会の「認

定医」に診てもらうことです。それまで虫歯の治療などで診てもらっていた一般の歯科医ではなく「認定医」を選びましょう。「認定医」ではない歯科医に矯正の相談をすることは、呼吸器系がおかしいけれど、耳鼻科に行ったついでにちょっと診てもらおう、ということと同じです。それくらい一般の歯科医と「認定医」には違いがあります。日本矯正歯科学会のウェブサイトに「認定医」のリストがあるので、それを参考にしてください（https://www.jos.gr.jp/roster）。

この時点で、永久歯が変な方向に生えてしまい、下の歯と当たって歯が削れてしまうということが、結構な確率で起こります。ここで変な噛み合わせにならないように確認するのが一つのポイントです。

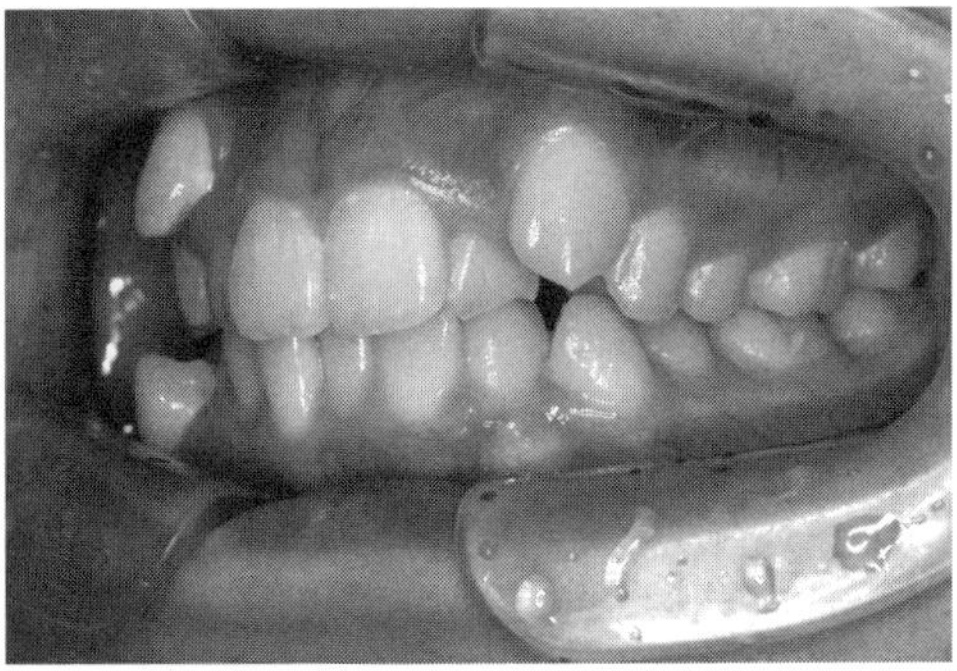

永久歯が下の歯と当たっている、
ある患者さんの治療前の状態。

↓

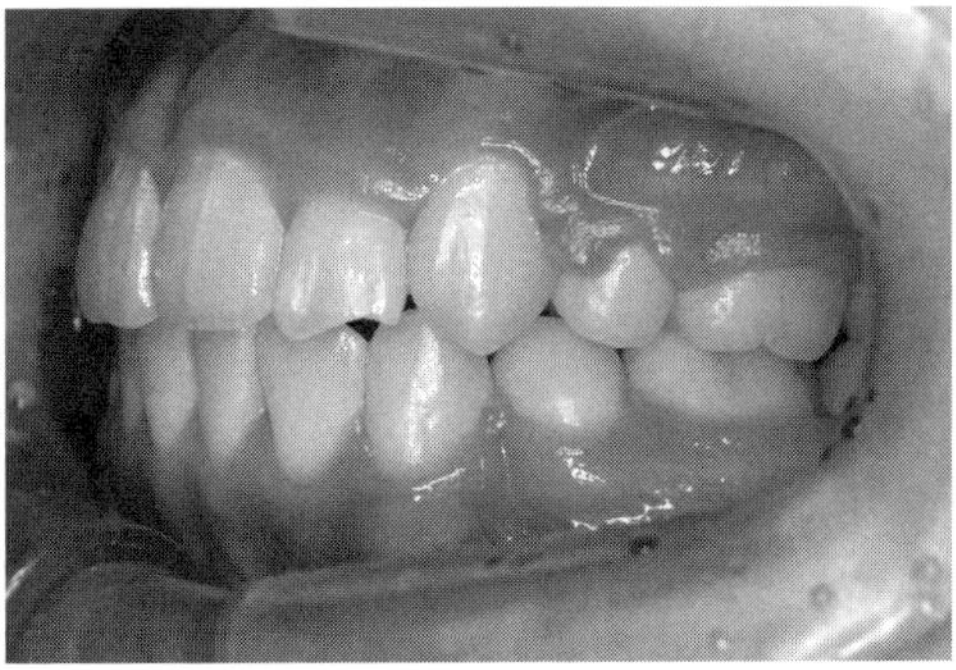

治療後の状態。
上下の歯が当たっているのを治療。

その後、問題が生じたら、それが起こった時点で治します。この時点での治療は、問題の程度にもよりますが、だいたい半年程度で済みます。実際その段階でうちの娘も治療しました。

それなら、前歯が生え替わる時期ではなく、最初から中学生になった頃に診てもらえばよいのでは、と思う人もいるかもしれませんが、矯正医の立場からいうと、それは避けてください。7歳くらいで1回診てもらうことが、その先の矯正治療をスムーズに進めるポイントとなるのです。

そして次の段階としては13歳から15歳の中学生くらいの頃に本格治療となるのですが、そこに至るまでに矯正しなくてはならないパターンもあります。

一つは、先にもお伝えした変なところに歯が出てきてしまうパターンです。これは「萌出《ほうしゅつ》異常」といいます。

次に、あごの位置に異常がある場合です。あごの位置に異常があると、極端な出っ歯や受け口になるケースもあるので、その場合は、あごのバランスを整えるなど治療をしたほうが良いでしょう。

ちなみにあごが成長する期間は、上あごの場合は、だいたい12歳ぐらいまでといわれています。上あごというのは、脳頭蓋にくっついていて、脳頭蓋の成長は12歳くらいで止まるので、上あごの成長もだいたいそれくらいで終わるのです。下あごは、全身の成長と同じような成長過程をたどるので、女子は中学くらいまで、男子は高校くらいまで成長します。

三つめは、「癖がある」場合で、爪を噛んだりとか、舌を出したり、舌を噛んだりという癖がある人です。舌に癖があると、骨や歯の位置が変わることがあり、歯並びが悪くなります。あごの位置に異常が出てくるのも、舌の癖が原因のこともあります。

四つめは「口で呼吸する」場合です。鼻で息ができないことで、上あごが狭くなることもあります。

五つめは、最近は少ないですが「虫歯」です。虫歯のリスクが高い場合は、中学に入る前に矯正したほうがいいでしょう。

矯正治療に最適な時期は、子どもの成長や男女で違う

さて、いわゆる本格的な矯正を行う時期としては、13〜15歳の中学生の頃が最適といわれています。ちなみに矯正大国アメリカでは、中学生はほぼ全員矯正しています。

この時期に「JETsystem」を活用して矯正するとしましょう。「JETsystem」についての詳細は、第2章でご説明した通りで、約1年で終了するとお伝えしました。その内訳は、歯に大きな問題がなければ、スペースをつくって抜いたり隙間を閉じたりするのに約半年、残りの半年ほどは微調整の期間となります。

こうしたことを踏まえ、高1の1年間に留学をさせる場合の、矯正のタイミングを考えてみましょう。留学中はメンテナンスができないため、矯正は留学の前か後にす

ることになります。

女の子の場合は11歳を中心に前後２年程度が成長のピークなので、中学の入学式が終わって少し落ち着いた頃から矯正をスタートします。その後、留学の準備や英検を受けるための勉強に力を入れ、最終的に英検２級に合格して留学をします。

男の子の場合は13歳を中心に前後２年程度が成長のピークなので、成長に幅があります。中学1年生頃に成長期に入っている場合は、前述した女の子と同じように入学式が終わって少し落ち着いた頃から矯正をスタートします。成長が遅い男の子の場合は、中２の終わりくらいから矯正に入り、中３の終わりまでに矯正を終えて、高1で留学します。1年間留学してしまうと勉強の遅れも気になるところですが、帰ってきてから2年間あるので、なんとか大学受験の勉強にも間に合うのではないでしょうか。いずれにしても英語圏の文化に触れるには留学前に治療を終えておいたほうがよいと思います。

スムーズな治療と後戻りしない矯正のための舌のトレーニング

以上、矯正治療のスケジュール例を示しましたが、このようにスムーズに治療するには、通院のほか、自宅で舌のトレーニングを行うことがポイントになります。

なぜ舌のトレーニングが必要かというと、理由は大きく三つあります。一つは、そもそも舌が原因で歯並びが悪くなった人の場合、舌の状態を改善しなければならないからです。二つめはそれが治療期間の短縮につながるからです。そして三つめが、治療後に歯並びを後戻りさせないためです。

普段、舌や唇の癖を意識していない人も多いと思いますが、歯並びの悪い人の大半に舌の癖があります。

ですから、きれいに矯正し終わったとしても、もともとの癖が直っていなければ、また歯並びが悪くなってしまいます。物理的なことだけを治して、機能的なものがついてこないと安定しないのです。

そこで、私の医院では、「口唇と舌のエクササイズブック」に沿って、毎月1種類ずつ、舌を中心とした癖を直すためのエクササイズを家庭で行ってもらっています。トレーニングの時間は、1日10分、15分程度で、自分がやりやすい時間でよいのですが、毎日続けるべきことなので、行う時間帯を決めないと続きません。当院でも続いている人は、必ずある一定の決まった時間にやっています。

続けるというのはやはり技術なのだと思います。中学生、高校生の場合、1日のスケジュールはだいたい決まっていますから、「このタイミングでやる」と決めて、毎日やるように習慣づけるとよいでしょう。

矯正治療をスムーズに進めるための
舌のトレーニング

舌が原因で
歯並びが
悪くなった場合、
舌の状態の
改善が必要。

治療と並行して
舌のトレーニングを
行うことで、
治療期間の
短縮につながる。

治療後に、
歯並びが
治療前の
状態に戻るのを
防ぐ。

「正しい舌の位置を覚える」「舌を持ち上げる力をつける」
「舌の動きをよくする」「正しい飲み込み方を覚える」など、
トレーニングにはいくつか種類があります。
本書では、トレーニングの例として
「舌を持ち上げる力をつけるトレーニング」を紹介します。

スポットポジション

この★印の部分が、舌の先を当てるスポットポジションです。

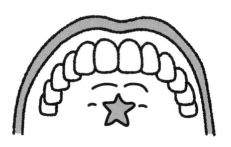

ホッピング

○ 良い例

1日 10回

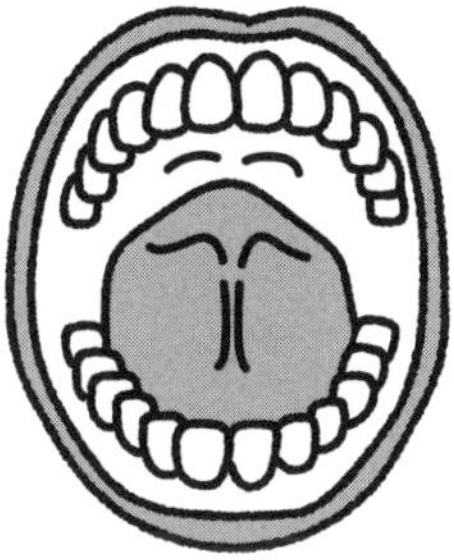

舌の先をスポットにつけて、
舌全体を上あごに吸い上げ、
“ポン” と音を
出すようにしましょう。
※完全に吸い上がってから、
舌を上あごから外しましょう。

吸い上げた時に舌の先がスポットから離れず、
歯にかからないようにしましょう。

× 悪い例

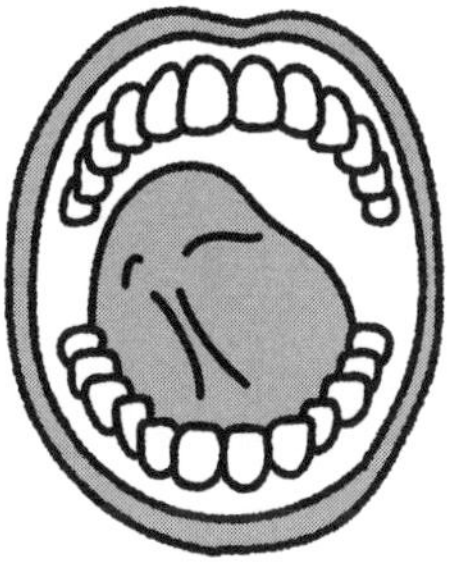

舌の先がスポットからズレていて、
舌の後ろが持ち上がっていない。

× 悪い例

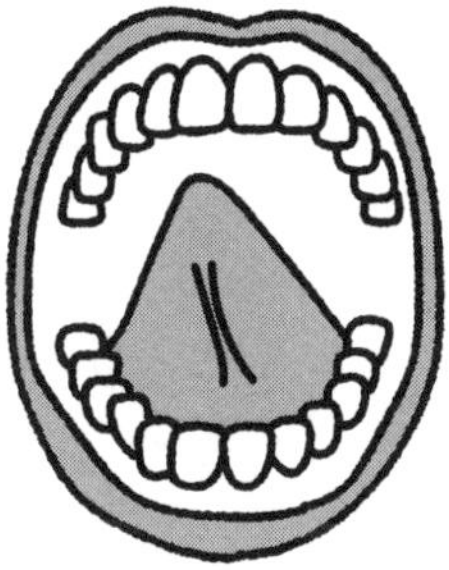

吸い上げる舌が偏っていて、
舌全体が上あごについていない。

こうした自宅でのトレーニングをしっかりやってくる子と、やってこない子とでは、治療に大きく差が出てきます。「どうしてこの子は治らないんだろう」という場合は、トレーニングをサボっていて、協力度が低いのです。

そうしたことから、矯正治療がいいと思えるのは、トレーニングを通じて自分で毎日きちっとやらなければいけないことを習慣づけられる点です。子どもの頃からやるべきことはしっかりとやって、コツコツ取り組む習慣がつけられれば、その後、学校の勉強においてはもちろん、社会人になった時にもそれが役立つはずです。

矯正の治療日時の約束をしっかり守り、遅刻もしないようなお子さんは、何に対しても自分できちんと判断して行動できる、自己を律することができるのだと、矯正治療を通じて実感しています。

コラム

なぜ、自由が丘矯正歯科クリニックを選んだか？

③世界で活躍するドクターになるため、受験前に終わらせたい
O・Hさん（17歳）

高1の夏、ニュージーランドへのスキー合宿から帰国したO・Hさんは、ご両親に「将来、海外で活躍する医師になりたい」と夢を打ち明けたところ、思いがけない言葉が返ってきたといいます。それは「海外ではみんな矯正をしているから、歯並びがいいほうが得をするよ」というもの。それまで、特段自分の歯並びが悪いと思っていなかったO・Hさんでしたが、あらためて鏡を見て、すきっ歯であることを自覚しました。

「ニュージーランドのみんなと撮影した写真を見返しても、みんな歯並びがきれいでした。こんなところで差が出るんだと痛感しました」

とはいえ、大学受験を考えると、高2までに矯正を終わらせておきたい気持ちがありました。ご両親から東京医科歯科大学出身の歯科医を探したほうがい い、というアドバイスがあり、自身でインターネット検索などをして矯正歯科を調べ、自由が丘矯正歯科クリニックを見つけたといいます。

「成田先生と会ってお話を聞いて、信頼できると思ったのでお願いしました。約1年間で終えられるという点と、矯正中に痛みが少なければ、部活や勉強の妨げにならないという点で選びました」

治療期間1年強と、目標の高2までの歯科矯正終了を達成したO・Hさん。将来はアメリカで先端医療を学び、紛争地域や医者を必要としている場所での活躍を夢見ています。「これで自信を持って海外の友だちとも笑顔で話ができます！」

④アメリカ留学を決めた20歳の時、歯列矯正を意識した S・Tさん（22歳）

アメリカでは歯並びが「育ちを表す」といわれ、「学生の8割以上が歯列矯正をしている」という情報を知り矯正を考えたのは、S・Tさんが留学を考え始めた20歳の時です。

留学まで1年半しかなかったため、急いでインターネットで検索をし、「1年くらいで終わる」と記載のあった自由が丘矯正歯科クリニックへ行きました。期間内に終わりさえすれば痛みは我慢すると考えていたものの、実際に装置をつけても痛みを感じなかったうえ、矯正器具をつけた瞬間から歯が動き出した実感があり、毎日が感動の連続だったといいます。

「家族も驚いていました。ほかで歯科矯正をした友人からも、『俺は3年かかったのに、おまえは1年で終わるなんて』と羨ましがられました。実際、矯正器具が目立つのが嫌でためらっている人も多いと思いますが、早く終わるなら嫌な思いをする期間も少ないですよね。1年後に歯へのコンプレックスがなくなって、自分に自信が持てるなんて、いいことだらけですよね」

無事にブラケットを外し、後戻りを防ぐリテーナーを取り付けた生活に入ったS・Tさん。これでアメリカでも思い切り笑顔がつくれると、すがすがしく笑ってくれました。

第4章

本当にわが子に合った矯正治療医を探すために考えるべきこと

10

矯正治療をする前に知っておきたい大事なこと

それでは実際にわが子に適した矯正治療医を探すには、どうしたらよいのか、本章では矯正を検討する場合に、留意すべきポイントについてまとめてみました。

矯正歯科医を選ぶポイント

第一にお伝えしたいのは、日本矯正歯科学会の「認定医」に担当してもらうということです。非常勤の認定医の場合もあるので、常勤の認定医がいる医院がよいでしょう。常勤のドクターであれば、治療に責任を持ってもらえます。

それ以外の視点でドクターをどう選ぶかについては、本当に難しいと思います。矯正ではなくても、ほかの医科系についても同じく悩ましいところです。私自身が自分の子どもや自分自身が病気になった際にどう選んでいるかというと、やはりその道の専門医を選ぶようにしています。

といっても、一般の人にとっては、専門分野を究めているかどうかの判断をつけるのは難しいでしょう。ある程度は口コミも判断要素の一つとなるかもしれません。しかし、口コミはあまりアテにしないほうがよいと思います。なぜなら、「何を評価しているか」、評価の観点が人によって異なるからです。医療のレベルを見ているわけではなく、「ちょっと待たされた」だけで低評価の場合もありますから、むやみに信用しないことです。

私が尊敬する矯正医の先生は、やはり常に勉強しています。一方で、自分の技術がずっと正しいと思っていて、何十年も同じ治療をしている矯正医もいます。医療の技術の進歩とともに、臨床も当然変わっていくべきだと思うので、そうしたことに取り組んでいる医師がよいと思います。

抜歯をしない矯正治療は本当によいのか?

●歯を抜かない矯正
●ワイヤーをつけない矯正
●「歯列矯正は7~8歳までにやらなければダメ」という考え方

などなど、歯科の世界でもいろいろな考えがあります。たとえば、「歯列矯正は7~8歳までにやらなければダメ」という考えについては、私自身は、第3章でお伝えしたように、そのような根拠は何もないと考えます。

歯を抜かないで矯正する「非抜歯矯正治療」を提唱する矯正医もいます。確かに一定の割合で非抜歯のケースはありますが、治療方針として「非抜歯で矯正治療ができる」と掲げてしまうと、「全員、非抜歯で治療ができる」と、一般の人は思ってしまいかねません。その医院のマーケティング戦略としてはアリなのかもしれませんが、宣伝にするにしては不誠実だと感じています。そうではなく、「どのくらいの割合で抜かないか」という話をしてくれる医院のほうが適切だと思っています。

ちなみに、国内における矯正治療の抜歯率については、複数の統計が存在しますが、だいたい60％前後くらいです。当院の場合も、6～7割は抜歯して治療をしています。すなわち、抜いていない割合は3～4割ですが、もちろん、「抜かずに矯正治療ができます」という話は、誤解を与えるのでしていません。

「結果にこだわる」ことが重要で手段はその次

矯正では「歯を抜かないで治療する」歯科医がよい、という話を聞きます。確かに、誰だって歯を抜きたくないですよね。

しかし、私は「抜歯か非抜歯か」ということよりも、大事なのは、「結果にこだわる」ことだと考えます。まずは結果にフォーカスして、その結果が最大限得られるような方法を取っていく。これは医療としては当たり前のことです。簡単にいえば、「その結果を得るためには歯を抜くことが必要であれば抜くし、必要なければ抜かない」ということです。ですから、前の話にも関係しますが、安易に「非抜歯」ばかりを強調する矯正医はどうなのかなと思います。

医療で一番大事なのは、繰り返しますが、「抜かないで矯正をします」というような「やり方」が先にくるのではなく、「治療ゴール」をどう設定するかということです。仕事でもスポーツでも勉強でも何でもそうですが、ゴールを設定した時に、そのゴールが妥当かどうか、本当に達成可能な目標なのかどうかをしっかり見極めることであり、加えていえば、それを何で判断しているかということです。

たとえば私がある患者さんに対して、「噛み合わせもよくなるから抜いたほうがいい」と判断したとします。けれど別の矯正医が「これは抜かないでもできる」と言ったとします。もし、まったく同じ結果になるのであれば、それは抜かないでやったほうがいいですよね。しかし、そのドクターは実際にできるのかどうか、その妥当性が低ければ、抜かないという判断をするのは適切とはいえないと思います。

ここで皆さんが気になるのが、「妥当性」をどう判断するかということでしょう。一つには、「同じような患者の症例、抜かないで治療した症例を見せてもらえませんか」とたずねることが挙げられます。症例を見せてもらい、その仕上がりに対して納得がいくのであれば、その矯正医にお願いすればよいでしょう。

私がこう思うのも、大半は手段を限定してしまっていて、結果がついてこない事例が多いからです。「非抜歯で治します」と言われた患者さんのほとんどが、よい結果を得られていないのです。

絶対抜かなくてよい人と、絶対抜かなければならない人というのは、もちろんいて、そのボーダーラインの人もいます。その時どちらを選ぶべきか。

私は、何かを達成しようとした時に、手段を限定するのは一番やってはいけないことだと思っています。どういう結果を得たいか、そのために最善の方法を取ることが重要だと思うのです。

実際、「非抜歯で結果に満足していない。なんとかしたい」『抜かないで治療したら、口元が出ちゃったんですけど」という患者さんが当院にも来ます。治療した先生は、「いや、まあ抜かないからこんなもんだよね」と、途中から言っていることが微妙に変わってくるようです。

ですからドクターと患者さんがともに、「治療ゴールを明確にする」ことがとても重要なのです。抜くか抜かないか、あるいはどういう装置を使うかといった手段的なことは、その後の話なのです。

診断してすぐに「装置をつけましょう」と言うケースもよくあることですが、そういうドクターは避けたほうがいいでしょう。そう言われたら「この場合、どのような治療をするのですか」と説明を求めて、やはり「同じような症例を見せてください」と伝えましょう。

ドクターと患者さんが共有できるような具体的な目標設定を

「ゴール設定がしっかりしていることが非常に重要」とお伝えしましたが、では「ゴール設定がしっかりしている」とはどういうことかを説明します。

簡単にいえば、「最終的な仕上がりイメージ」が、ドクターと患者さんとで共有できているということです。矯正医が患者さんに「仕上がりイメージ」を伝える方法は、いくつかあります。

たとえば当院では、CT（Computed Tomography：コンピュータ断層診断）装置を使って、口内の「現状」を画像で再現し、そのＣＴを元にそこから３Ｄモデル（３ＤＣＡＤを用いて作成された立体的なモデルデータ）を作成して、「理想」（将来像）をシミュレートしていきます。

　現在の口内の状態をＣＴで撮影した画像を見ながら、患者さんがイメージしやすいように画像を使って説明していくのです。

　このように、本人の希望と、医師の見解（それができるのかどうかなど）をすり合わせていきます。そうはいっても、たとえば「あごを何センチも拡大することなどできません」と、できないことはできないとお伝えする場合も、もちろんあります。

　そうしたことを明確にしつつ、患者さんの「こうあ

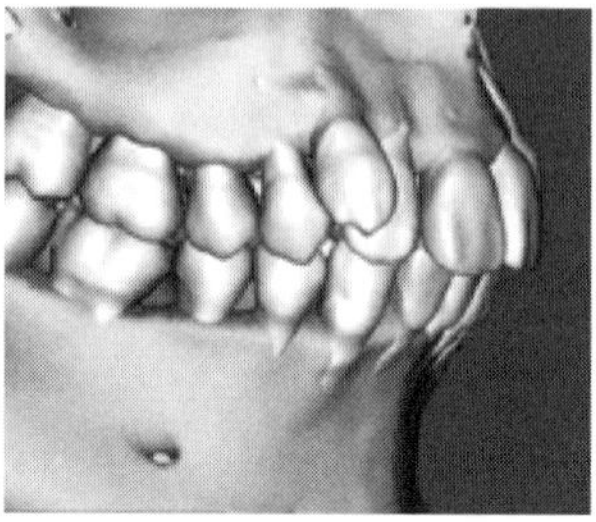

矯正前（「現状」）

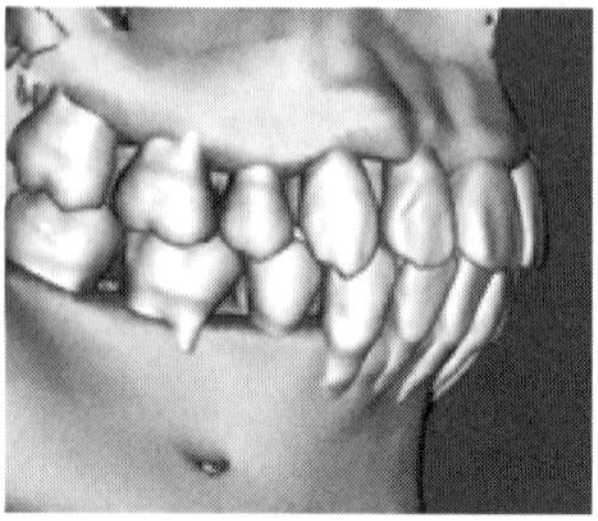

矯正後（「理想」）

りたいこと」と、矯正医としての「できること・できないこと」のバランスを取りながら、患者さんとドクターとですり合わせていきます。ですから、繰り返しになりますが、「絶対抜く」とか「絶対抜かない」ということは、最初から決めるわけにはいかないのです。「やはり、この仕上がりにするのなら抜かないと難しい」ということも、当然出てきます。

当院で使用しているのは、パソコン上でCTのデータを送ると3Dモデルが作成でき、さらにその歯を動かしてシミュレートすることができる、非常に使い勝手がよいものです。3Dモデルであれば、その場で元の状態と理想とをすぐ比較できるほか、元の状態を重ねて見ることもできるので、「こうすると、これだけ口元が下がる」といったことが一目でわかります。治療の限界がわかるので、その中で、より本人の希望に沿ったものにしていくことができます。

この3Dモデルは、当院では、2014年から使い始めましたが、まだあまり普及していません。

この方法以外にも、セットアップモデルという石こう模型を使って、歯の並びをシミュレーションする方法もあります。シリコンやアルジネート（水溶性のアルギン酸塩と石こうを反応させて、不溶性のアルギン酸カルシウムとして硬化させたもの）などの印象材を使って歯型を取ったうえで、そこに石こうを流して、模型をつくります。その模型を使って、正しい歯並びとなるよう再配列した模型をつくって、それをゴールとして患者さんにお見せします。

矯正治療のゴールは、具体的にドクターと患者さんが共有できるように設定するのが大事だと思います。

たとえば、内科にかかった時に血液検査をすると、さまざまなデータが結果として出てきますよね。その中で下げたい数値があった時、「この数値を〇〇以内まで下げましょう。それにはこの薬を使います」となりますよね。そうしたことと同様に、ゴール設定は数字やビジュアルでわかるようにすべきだと思います。

もう一つ、いざ矯正治療をスタートする時に大事なことは、何度もお伝えしていますが、自分と近い症例を見せてもらうことです。たとえば、「口元を何ミリか下げたらこんな感じになりますよ」というように、美容院のヘアスタイルカタログではないですが、過去の例を見せてもらえれば、ゴール設定が比較的しやすくなります。

ゴールを見誤らないために

忘れないでいただきたいのは、理想的な矯正をするためには、ドクターの力だけでは難しいということです。もちろん、ある程度プロの言うことを聞いたほうがよいと思いますが、患者さんもゴールに向かって努力をしたほうがよいということです。

日本人は控えめな人が多いので、最初は、「きれいに並べばいいです」など、ゴールに対してあいまいに表現してしまう人がほとんどです。しかし「きれいに」といっても、具体的にどういう状態が「きれいに」なのかは、感覚的なもので人それぞれです。明確にしておかないと、ドクターの思っていることとの間に齟齬《そご》が生まれてしまいます。

治療が進んで仕上げに近づいてくると、「やっぱりこうしてほしい」などと希望を伝えてくる人もいますが、矯正医の立場からすると、その段階ではどうにもできないことが多いのです。ですから最初に細かく設定をするべきだと私は思っています。治療が進んでしまうと、できることは限られてしまうのです。

とはいえ、何を重視して矯正治療をするのか、どうなりたいのか、そのイメージが患者さんには湧いていないのかもしれませんね。

そのため私は、「こんな感じの口元にしたい」と、モデルさんや芸能人、あるいは友だちの写真を持参してもらうようお願いしています。ただし、美容整形するわけではないので、やはりできることに限界があるとは思っていてください。

矯正治療は医師任せでは進まない

理想の矯正を実現するためには、「ドクターと患者さんが共有できる目標を設定すること」とお伝えしましたが、ほかにもあります。

それは、第3章の最後に紹介した、舌のトレーニングです。

医療は何でもそうですが、やはり「患者さん本人が治す」というスタンスが非常に重要です。

当院でも、「親に矯正しろと言われたから来ました」というように、やる気のない子はいます。そうすると予約している日時に来なかったり、家でやってきてほしいことを一切やってこなかったりします。そうすると、やはり治療も進まないというのは、先にもお伝えした通りです。

本人が「この歯並びを早く治したい」と切実に願っている場合は、予約時間にきちんと来院し、家でのトレーニングもしっかりやってきてくれるので、予定期間内に治療が終了します。

そういう意味では、矯正医院に通うのは、塾に通うのと似ていると感じます。「あんなに実績のある塾に行っているのに、いつまで経っても成績が上がらない」という子は、やるべきことをしっかりやっていないから、そうなってしまうのでしょう。いくら評判の塾に行っていたとしても、その先の成績は、本人が勉強をやるか・やらないかによるのです。矯正治療もまったく同じで、本人がその気にならないと、よくなるものもよくなりません。

11 研究開発型の開業医として

実は、私の医院では、月に一度日曜の診療もありますが、診療日は週3日程度とかなり限定しています。それには、こんな私の思いがあります。

患者さんの期待を受け止めたい

大学病院での勤務を始めて2年目の頃、ある学生の治療を担当しました。その学生は九州地区の医院で矯正をしていたのですが、父親の仕事の関係か何かで、東京の私の勤務先の大学病院で治療をすることになったのです。

九州の医院ではヘッドギアをしていたそうですが、私が担当となり、もう一度治療方針を検討することになりました。やはりヘッドギアをつけてやることに決まると、彼は九州のドクターがやっていた治療方針とほぼ変わらないことに驚いた様子で、「日本で最先端の医療をしている東京の大学病院でも、このかぶりものをしなきゃいけないのですか」と言ったのです。

その2年後くらいから、ヘッドギアをつけずに済む方法として、矯正用のアンカースクリューというものを研究し始めましたが、患者さんの期待は、そういうところにあると思ったのです。「大学病院なら、もっと進んでいるのではないか。最先端の治療を受けられるのではないか」という期待です。

そんなことが心に残っていて、私は開業医ではありますが、今でもさまざまな研究を続けています。研究機関の役割も兼ねる大学病院のドクターならまだしも、開業医でこれほど研究を重ねている歯科医師はほかにあまりいないと思います。「研究開発型の開業医」と自称しているほどです。

私は自分をそういう位置づけにしているので、自分の研究の成果を学会で毎年必ず発表し、また、他の学会参加者の研究発表に接することをかなり重視しています。

そのため、診療日が限定的になってしまうのです。一方で、現場も大事だと思っているので、もちろん診療も大切にしています。

ちなみに現在、進めている研究に、口の中を左右半分に分けて、右側と左側で違う処置をする「スプリットマウス」があります。今までは、ある治療を行った患者さんと行わなかった患者さんを比較するといった研究は一般的でしたが、同じ患者さんで左右別々の治療を行い、それを比べるという試みはあまりありませんでした。同じ人物だと左右の違いが比べやすく、それをやろうとしているわけです。

それには、20人くらいの患者さんにも協力してもらわなければならないので、その仕組みも考えているところです。この結果をまとめて論文にしようと思っていますが、こうしたことは、手間もかかりますし開業医は普通、行いません。

研究に終わりはない

その意味では、当院は本当に研究開発型の医院といえます。こうした研究を現在も続けているのは、ある一定の結果が出るまでは頑張ろうと思っているからですが、そろそろ後進を探さなくては、とも思っています。

本来であれば、大学で研究を進めて、新しい治療方法として大学が発表することが望ましいと考えています。一介の開業医が論文を発表するよりも、権威ある大学発のほうが全国に広がりやすいからです。より多くの患者さんに、よりよい治療を提供するためには、そのほうがよいに決まっていますが、なかなかそうはいかない現実があります。

それで私なりにできること……世の中に提案したり紹介したりするために論文を出すようにしているのです。

近々、初めてアメリカの学会誌に論文を掲載する予定です。英語で書くことで、アジア圏にも広められる可能性があるのではないかと期待もしています。

自分の患者さんのために、よりよい治療法を提供したいという思いは、もちろんありますが、それだけではなく、より多くの人……この治療で恩恵を受ける患者さんは、まだまだたくさんいると思うので、そうした人たちの役にも立ちたいのです。

たとえばアジアにおいても、歯列矯正の需要はあります。そこにJETsystemを導入すれば治療期間が半分くらいになりますから、患者さんにとってとてもよいことだと思うのです。

国内でもこのシステムについて知らない、聞いたことはあっても詳しくは知らなかったというドクターもいるので、まずは国内の矯正歯科医に広め、それからアジア圏のドクターにも広めたい。それが現在の私の夢です。

矯正治療適齢期に矯正治療を

どんな世の中になるか、ますます予測不可能な時代ですが、英語圏の人と何らかのコミュニケーションを取らなくてはいけない時代になることは確実です。となると、やはり英語をマスターすることは欠かせません。同時に、歯列矯正も必須です。矯正は、子どもの可能性を広げる一つのツールとなり得るのです。

保護者の多くは「本人がやりたいと言わないから」と、子どもの歯列矯正に消極的です。でも、これを勉強に置き換えてみてください。つまり、ほとんどの子どもは「勉強をしたい」と自分からは言いませんよね。でも、親はなんとかしてやらせようと工夫して、子どもに働きかけています。矯正もそれと同じことではないでしょうか。

「本人待ち」「本人次第」という親は、私に言わせれば、それは「逃げている」にすぎません。

勉強と同じく、物事にはやはり「適切な時期」というものがあると思います。私はずっと英語の勉強を続けていて、今でも単語を覚えようとしていますが、これがなかなか覚えられず、「50歳を越えたのだから仕方ないのかな」などとぼやく日々です。昔も覚えは悪かったかもしれませんが、高校受験や大学受験の頃、あるいは20歳前後の時のほうが、ずっとよく覚えられました。ガッツリ勉強に身が入る適齢期は、20歳前後だったのではないかと思います。

同じように矯正治療にも適齢期があるのです。それが、中学生、高校生の時なのです。いろんな意味で、この時期に治療することは、大人になってやるよりも、ずっとよい選択だと思います。

一度矯正をしたら、少なくとも口の中の状態を、一生自分で健康に保つノウハウを教えてもらうことができます。そうなれば、あとはずっとその歯で人生を送ることができます。歯並びがよくなるのはもちろん、虫歯にもなりません。後戻りしないよう努力は必要ですが、その努力さえ力になります。そうしたことを中学生、高校生で身につければ、それは大きな財産だと思うのです。そう考えると、矯正治療は短期的に見れば保険外診療でもあり高いと感じるかもしれませんが、長期的に考えれば必要な自己投資の一つではないかと思います。

中高時代には、勉強やクラブ活動など、青春を謳歌するさまざまな活動がありますが、その活動の一つに歯列矯正も加えていただければ、笑顔と自信に満ちた生活を送ることができるでしょう。

そして、美しい歯並びを武器に、やがては世界で活躍できるようになることを願ってやみません。

コラム なぜ、自由が丘矯正歯科クリニックを選んだか？

⑤小学校卒業までに矯正終了を目指した　I・Rさん（13歳）

「歯のサイズが大きいため、永久歯が生えそろう際にすべての歯がきれいに並ばないかもしれないですね」

かかりつけの歯科医からそう伝えられ、歯並びはガタガタではなかったものの歯科矯正を考えるようになったというI・Rさん。歯科矯正ではなく、5〜6年間で少しずつあごを大きくしていって歯をきれいに納めるという治療方法も提案されたが、「小学生ですから、それも大変だと思ったんです」とお母さん。

そんな折、フリーペーパーで自由が丘矯正歯科クリニックの存在を知り、自宅から通いやすいこと、研究熱心な先生がいること、治療期間が短いJETsystemを採用していることから、通院を決めたといいます。

「ちょっと出っ歯ぎみで、上と下の前歯がうまく噛み合っていなかったから、それが治ればいいなと思っていました」（I・Rさん）

一般的に永久歯が生え始める時期は7歳頃といわれています。I・Rさんも、小学校2年生で永久歯へ替わり始めたため、同年6月から通院を始めました。最初の数年間行ったのは、「歯磨き指導」と「舌のトレーニング」です。

「成田先生からは、舌の筋力がないために舌で前歯を押してしまっていて、少しずつ前歯が出てしまい、噛み合わせが悪くなったのだと聞きました。家じゅうの目につくところに正しい舌の位置を書いた紙を貼ったり、お母さんに声をかけてもらったりして、トレーニングを心がけました」

地道なトレーニングを続けた結果、永久歯が生えそろった小学校5年生の6月には、舌の癖は直り、歯の磨き方もマスター。結果的に入りきらなかった2本を抜歯し、いよいよ矯正器具をつけた歯列矯正をスタートしました。

「3日くらいは締められるような痛みを感じましたが、1週間も経つと消えました。ほかの歯科矯正医院に通っている友だちは、『毎日痛くて物も食べられない』と言っていましたが、そこまでの痛みはなかったので普通に食事ができました」

３カ月後に治療前の写真と見比べても、変わってきていることがわかり、家族で喜んだというＩ・Ｒさん。その変化がモチベーションになり、見事、目標だった「小学校の卒業式までに完治」を果たすことができました。

第5章

親がすべきこと、してはいけないこととは？

12

親こそ我慢が必要

　ここまで、中高時代にすべき「三つのこと」を中心に、さまざまな事例を交えてお伝えしてきました。本章では、これまでの章で述べてきたことのまとめとして、「では、親はいったい何をすればよいのか」、そして「してはいけないことは何か」に焦点を絞って、お伝えします。

親の言動で子どもはこんなに変わってしまう

まず、「親がしてはいけないこと」について私の考えを述べたいと思いますが、それについて語るにあたり、私自身の忘れられない体験からご紹介したいと思います。

私は大学時代から通算10年くらい、予備校講師のアルバイトをしていました。生活費を稼ぐためです。大学にいる間、月に2日も休んだことがないくらい、熱心に働いていました。休みがなくてもあまり苦にならなかったのは、若くて体力があったからでしょうが、現在であれば問題になるかもしれませんね。

さて、予備校講師として、多くの高校生たちと接してきた私は、子どもたちが成長していくうえで必要不可欠な要素の一つは、「粘り強さ」だと感じるようになりました。

予備校では、成績が一番芳しくないクラスを担当していました。教えていたのは化学です。浪人のクラスも現役のクラスも教えていましたが、本当にできない子ばかりでした。化学の「か」の字も知らないくらいなので、難しいことは教えられません。そのため、復習を繰り返しやるしかありませんでした。ただ、勉強というのは結局、反復練習の積み重ねです。要は、しっかり復習さえすれば、どんな子でも、必ずできるようになるのです。

繰り返し復習することが、記憶の定着には一番効果的だということは、皆さんも感覚的に納得がいくのではないかと思います。とりあえず、今やったことをすぐに復習して、さらに翌日復習して、1週間後に復習して、2カ月後に復習する。そうすれば、ほとんどの人は記憶することができます。あとは、それを実行するかどうか、続けられるかどうかだけの話なのです。

実際、私の生徒で、学力的にかなり下だった子が、「復習の繰り返し」によって、当初の成績では合格が難しかったであろう難関私大の合格を勝ち取ることができました。あきらめずに、粘り強く続けた結果にほかなりません。

ところが一方、途中で頑張ることをやめてしまう子もいます。Aくんもそうでした。

呑み込みが早く、もう少し頑張ればある程度のレベルまでいける、と私は期待していました。しかしAくんは、ちょっと頑張って少しできるようになると、努力をやめてしまうのです。なぜなのか、私は不思議に思っていました。ある時その理由がわかり、衝撃を受けました。

「すごく頑張っても『もし結果が出なかったら』と考えると怖くなる。だからとことん頑張ろうという気になれない」

と言うのです。

実は、Aくんは中学受験で残念ながら志望校に落ちてしまい、公立校に通っていました。しかし、だからといって私は中学受験や公立校が悪いと言っているのではありません。

親の勧めで中学受験をして、本人はすごく頑張ったのに残念ながら不合格だった。その不合格だった時の「親の対応」が問題だったと思うのです。

Aくんのお母さんは、お母さん自身が中学受験を希望していたのに、Aくんが不合格となると「こんなにお金をかけたのに」と、本人を前にして言ったそうです。この言葉がAくんの〝最後まで頑張りきれない〟気持ちを生み出していたのです。

お母さんは、Aくんのチャレンジを認めてあげるべきでした。

「こんなにお金をかけたのに」と言いたい気持ちもあるでしょうが、そこはぐっとこらえ、「人生は中学受験で決まるわけではないのだから」など、子どもが次のチャレンジに意欲的に向かうことができるような言葉をかけてあげるべきではなかったでしょうか。

言ってはいけない「〇〇やったの？」

Aくんの例のように、子どもの成長には、親がどういう態度で子どもに接し、どういう言葉をかけていくかが、大きく影響するのだと強く思います。学校や塾、予備校で習うことは、表面的なことです。しかし、親は子どもと毎日顔を合わせ、一緒に過ごしています。その親の思いや言動が子どもの育ちや成長に一番影響を与えるのであり、だからこそ最も大切ではないかと思うのです。

ところが、現実はどうでしょうか。私も3児の親ですから、そうはいってもなかなか理想通りにいかないことも実感しています。

そうした中でも、私が一番「やってはいけない」と考えているのは、親が子どもに「ちゃんと宿題やったの？」などと言うことです。どちらかというと、男親はあまり子どもにこうしたことは言わない傾向があると思いますが、お母さん方の多くは身に覚えがあるのではないでしょうか。

もちろん子どものためを思っての声かけではあることはわかります。しかし、そこをぐっとこらえて、見守ることがとても大事ではないかと思っています。

宿題をやらなかったことで先生に叱られたり、勉強が遅れたりしても、それが人生における致命傷にはなりません。むしろ、「〇〇やったの？」と、いつも親に言われることこそが、子どもから自主性、自律性を奪うことになってしまい、わが子のこれからの人生の致命傷になり得るのではないか、と私は考えます。常に誰かの指示を受けないと動けない人間になってしまう恐れがあると思うからです。

「〇〇やったの？」

と親に言われないことで、宿題を忘れることが度重なるかもしれませんが、何度も何度も繰り返しているうちに次第に「自分は何が苦手なのか」「自分は何に気をつければよいのか」が、自らわかるようになるはずです。

人にチェックしてもらうのではなく、この「自ら気づく」ことが、非常に大事だと思うのです。そうでないと、誰かの指示がないと動けない人間になってしまいます。

親の忍耐力が試される

とはいえ、親はどうしても子どもに「あれやったの？」「早く起きなさい！」「ハンカチ持った？」などと介入しがちですよね。そこをぐっとこらえて我慢すること――それこそが、特に現代の親に求められていることではないでしょうか。

たとえば、「子どもとゲーム」について考えてみましょう。お子さんがいる家庭の多くで悩みの種となっていることに「ゲームのやりすぎ」や「スマホ依存」があると思います。今ではゲームはスマートフォンでもできるので、余計に解決策は遠のいているかもしれません。

このゲーム機やスマホについては、そもそも「買い与えるべきか」という問題があります。まず、子どもが「ほしい」と言った時、すぐに買い与えてしまうのか。それとも、親が子どもの要求に屈しないでいられるか、第一の〝我慢の壁〟に突き当たります。

そして買い与えたとして、子どもと使用時間などの約束事を決められるか、約束事を決められたとしてもなあなあになって守られなくなるのではないか、といった第二の壁にもすぐに遭遇します。

いずれにしても、子どもの要求に簡単に折れない親の忍耐力が試されます。ゲームは大人が夢中になるくらいなのですから、子どもにとって楽しくないわけはありません。ゲームやりたさに、約束を平気で破るのは目に見えています。

そこをいかに「我慢」させるか。それが親の役割でもあり、むしろ、「我慢」を体験させる絶好のチャンスといえるでしょう。

ところが、現実的には子どもに我慢させられる親は少ないのではないでしょうか。親にとって、そのほうがラクだからです。


一方で、「あまり我慢させてしまうと、どこか知らないところでよからぬ発散をしてしまうかもしれない」と心配する親もいます。「開き直って好きなだけやらせている」という声も聞きます。

「我慢」については第1章でも触れましたが、我慢する機会を与えなかったら、〝我慢できる人〟に育つわけがありません。

今、日本で生活していれば、そんなにつらい思いをすることはありません。ですから私は、むしろ積極的につらいことをさせ、「我慢」することを体験させたほうがいいと考えています。

子どもの「我慢」について述べていますが、むしろ「我慢」をするべきは、子どもよりも親自身ではないかと思うのです。

親自身が「我慢」するということは、もう少し具体的にいえば、「子どもにあれこれ干渉しすぎない」ということです。私は、親が子に手を出せば出すほど子どもは育たない、と考えています。

ちなみに、わが家には持ち運びのできるような携帯ゲーム機はありません。

もちろん、子どもたちからは「みんな持っているから、自分もほしい」と要求されましたが、買い与えなかったのです。

したがって、子どもたちは家の中で携帯ゲーム機のゲームをすることはありませんが、実際には友だちに借りるなどしてやってはいるのではないかと思います。つまり、使用時間も場所も限定的です。

また、持ち運びができるゲーム機はありませんが、テレビに接続するタイプのものはあります。テレビはリビングにあるので、そこでしかできないようになっています。ダラダラとゲームをする環境をつくっていないということです。

わが家ではそうやってメリハリをつけながら、「我慢」することを体験させるようにしています。

13
親がすべきことは「環境」づくり

親がやってはいけないのは「子どもにあれこれと干渉すること」だということは、ご理解いただけたと思います。ここからは、親として「やるべきこと」についてまとめていきたいと思います。

「やり抜く力」をつけさせる

親がすべきこととしてまず挙げたいのは、子どもに「やり抜く力」をつけさせる、ということです。これは先ほどの「我慢」させることにも通じます。

物事に我慢強く、粘り強く取り組むことは、大人でもなかなかできないと思いますが、その結果何ごとかを成し遂げられれば達成感が得られます。それは本人にとってうれしいのはもちろん、自信にもつながり、次のチャレンジにも前向きになれます。いわゆる「成功体験」を重ねていくことができるのです。このサイクルが、子どもを伸ばす秘訣だと思いますし、子どもにそうさせるように仕向ける技術が親には必要です。

ここでまた、わが家の事例を紹介したいと思います。

第1章でも少し述べましたが、わが家では、私と子どもたちとで、皇居周辺のランニングを続けています。

週に1回、皇居の周囲、約5キロを走るのです。普通、「5キロ走ろう」と言われれば、多くの人は「ええ?」と、尻込みしてしまうのではないでしょうか。

しかし、うちの子たちは、小さい頃から週1回、5キロを走っているので、耐性がついています。「10キロ走れ」と言っても、慣れているので、「いいよ」と軽く言います。

こうして基準を上げていくということは、親の努力として大事だろうと思っています。

「基準を上げていく」というのは、その子の力を引き上げていくということです。そのためには小さな成功体験を積ませていくことが大切ですが、その前提として、ある一つのこと(基準)を「やり抜く」ことが必要になります。一つのことをやり抜くことができなければ、次のレベルには進めないからです。

一つひとつをやり抜くにあたって、禁物なのは「無理」という言葉です。

たとえば先に挙げたランニングでも、「5キロ走ろう」と言った時、「無理」と言う子がほとんどでしょう。前述の通りうちの子たちは走りますが、もし「無理」などと言ったら、私は「無理とは言うな」と叱りつけます。

この「無理とは言うな」ということが、私が子どもたちに言い続けていることの一つです。

「無理」ではなく「難しい」ならオーケーです。

なぜ「無理」はダメで「難しい」ならオーケーなのか。これには、私が師と仰ぐ方から「簡単なことはすぐできる。難しいことは時間がかかる」と言われたことが背景にあります。

「簡単なこと」は文字通り簡単に、すぐにできますが、「難しいこと」はすぐにはできず、時間がかかります。時間がかかりますが、逆にいえば、「時間をかければできる」わけです。

「時間をかければできる」ことなのに、「無理」と言ってしまえば、それは「できない」ことになってしまいます。

今の子どもたちは、「すぐできそうにないこと」を「無理」と言ってしまっているのです。私は〝自分の使っている言葉〟はとても重要だと思っています。「無理」と言った瞬間に、「できなくてもいい」という思考回路が働くのではないかと考えるからです。時間をかけてやればできることなのに、「無理」という言葉で、できないことにしてしまうなんて、とてももったいないと思いませんか。

時間をかけてやろうとしないのは、それこそ耐性がない、我慢することができない、あるいは我慢ということを知らないからでしょう。

簡単にあきらめてしまうというのは、「やり切ることができない」ということです。「はじめに」でもお伝えしたように、「粘り強さ」が欠落してしまっているのです。

粘り強く努力していれば、よほどの集団でない限り、その中で上位5%に入ることも夢ではありません。どういう分野でも、「無理」と思わずに継続して一生懸命やったら、そのくらいまで行ける……そういう感覚が重要だと思っています。

このように子どもがへこたれないように働きかける、いわば「環境づくり」が、親が果たすべき大事な役割の一つだと思います。

追い込む環境をつくる

もう一つは、「追い込む環境をつくる」「子どもが自分でやらざるを得ない環境をつくる」ということです。これは、特に恵まれた環境にいる今の子どもたちには、主体性を身につけさせるという意味でも必要だと思います。

とはいえ、私自身、親という立場に立つと、子どもを追い込む環境をつくるのは難しいと感じます。

子どもが脱ぎっぱなしにしていた洋服を親が片づけるなど、追い込むどころか、世話をしすぎるのが、わが家を含め、現代の親の特徴ではないでしょうか。

やはり親子で暮らしていると、お互い甘えが続くので、どこかのタイミングで子どもを外に出してみるのは一案かもしれません。私の知人に、お子さんを国内留学させた人がいますが、そのお子さんは、私から見れば、見事に自立していました。

具体的には、家庭内の仕事をさせたり、家事を一緒にやったりするのもいいかもしれません。昔は、家の手伝いを子どもがする、兄弟の面倒を見るといったことは、当たり前のことでした。家の中での子どもの役割というのは、「お風呂の掃除は○○ね」「玄関は△△にお願いね」というように、決まっていたと思います。

ところがいつしか、親の側が「子どもは勉強だけしていればよい」「家の手伝いも別にする必要はない」という感覚になってしまったことから、歪んだ時代になってしまったように思います。

現代、特に東京など都市部では、何もかも揃っていて、必要なもの、ほしいと思ったものは、ほぼ例外なく与えられる、そんなある意味恵まれた環境が、子どもの自立を妨げているのではないでしょうか。

今、習い事をさせる親は多いと思いますが、むしろ、生活の中でできること……自分の下着は入浴時に必ず自分で洗うとか、お米を研がせるとか、そういったことを習慣づけて、自分のできることを一つずつ増やしていくことが必要なことといえそうです。

そして、そうした環境をつくるのが、今の親の務めなのかもしれません。子ども自身が、あまり考えなくてもなんとかなってしまう。そんな環境を変えてあげられたらいいのではと思います。

それはもしかしたら、究極的には「何も与えない」ことに行き着くのかもしれませんが。

「昭和」の価値観を捨てる

最後に、何よりも親がやるべきこととしてお伝えしたいのは、「昭和」の価値観を捨てるということです。

有名大学に進学すればいい、一流企業に就職すれば将来も末永く安泰だ……そんな価値観はもう過去のものとなりました。終身雇用という考えは薄れ、人生100年の時代がそこまで来ています。今の子どもたちには悠々自適の老後は幻想にすぎないと思います。

今は一部上場企業が潰れるような時代です。会社自体は潰れなくても、銀行などを見てもわかるように、大量のリストラが始まっているところもあります。大手家電メーカーの中には、親会社が海外企業になったところもあります。

このように、いわゆる昭和の価値観がほとんど通用しなくなってきているのが、今のこの時代です。

となると、そうした価値観をいつまでも引きずっていると、いずれは取り残されてしまうことはいうまでもありません。親自身が、思考や意識を変えなければいけないということです。

大企業に寄り添う価値観が崩れかけてきているところに、今回のコロナ禍が拍車をかけ、さらに加速してきたと感じています。業績が悪化している企業が多い中、当然リストラも進むでしょう。となると、会社としては、本当に価値のあるモノ、ヒトしか抱えないようになるはずです。

だからこそ、やはり「個」の力をつけていかなくてはなりません。

今後、リモートワークが進めば、完全に「個」の時代になります。個人のパフォーマンスで評価されるわけです。チームワークが得意な日本人にとっては、それはつらいかもしれません。

今後、仮にコロナ禍が落ち着いたとしても、仕事のあり方や働き方にどんな変化が起こるかわかりません。いずれにしても会社の看板はあまり役には立たなくなるでしょう。いかに、自分の実力で勝負するかが問われるはずです。

必要とされる能力というのは、時代とともに変わるのかもしれませんが、自分の能力を時代に合わせて高め続けていくことが、これまで以上に重要になってきているのは確かだと思います。

これから先、何が起こるか誰にも予測がつきません。だからこそ、自ら考えて、自ら判断して行動する力、「個」の力がより大切になってきます。

その力をわが子に身につけさせるために、ぜひ、親としてやるべきこと、やってはいけないことを見定め、最善と思える選択を重ねていってください。

そうすれば、社会や経済がどう変わろうとも、自分を見失わずにしっかりと生き、持てる力を十分に発揮できる人生を歩むことができるでしょう。

コラム　なぜ、自由が丘矯正歯科クリニックを選んだか？

⑥他県からでも痛みが少ない治療なら続けられる　B・Rさん（15歳）

「人々を勇気づけられる俳優になりたい」と夢見るB・Rさんは、地元のかかりつけ医から、「歯並びを治すには、矯正用インプラントが必要」と言われ、躊躇していました。

当時を振り返りお母さんは、「私の場合、大人になってから矯正を始めて、もう8年なんです。同じ歯科医にと思ったものの、インプラントでは時間がかかりますし、矯正は痛みを伴いますから、末っ子で怖がりのこの子には続けられないような気がしました」。そこで、インターネット検索をして、痛みが少なくて早く終わる矯正歯科を探したところ、地元の群馬県では皆無。自由が丘矯正歯科クリニックのウェブサイトに行き着き、当初は話だけでも聞いてみようと初診を受けたといいます。

「先生から3カ月後、1年後といった経過の写真を見せてもらったので、イメージしやすかったです。それと、私のあごの骨格だと1年では終わらないかもしれないことを最初にきちんと伝えてくれたのも、信用できました」

矯正期間中は、紹介してもらった地元の歯科医で針金を切ってもらうなどのフォローも併用し、1年間で矯正は終了しました。

「1年間一緒だった装置と離れるのがちょっと悲しかったくらいです(笑)。周りの矯正をしている友だちの中には4年もかかった子もいて、みんなに『もう終わったなんて』と驚かれます」

口角が自然と上がり、思い切り笑えるというB・Rさん。俳優になる夢に向かって、高校でも文武両道に励んでいます。

特別対談

これからの時代、どんな領域・世界でも“自ら考えて行動を起こせる子”に育てるために

行動科学マネジメント研究所所長

石田 淳

×

自由が丘矯正歯科クリニック

成田信一

※石田 淳
社団法人行動科学マネジメント研究所所長。日本の行動科学（分析）マネジメントの第一人者。

アメリカのビジネス界で絶大な成果を上げる人間の行動を科学的に分析する行動分析学、行動心理学を学び、帰国後、日本人に適したものに独自の手法でアレンジし「行動科学マネジメント」として展開させる。

精神論とは一切関係なく、行動に焦点をあてた科学的で実用的なマネジメント手法は、短期間で8割の「できない人」を「できる人」に変えると企業経営者や現場のリーダー層から絶大な支持を集める。現在は、日本全国の人材育成、組織活性化に悩む企業のコンサルティングをはじめ、セミナーや社内研修なども行い、ビジネスだけでなく教育、スポーツの現場でも活躍している。日経BP「課長塾」の講師でもある。

主な著書は、シリーズ累計部数40万部のベストセラーとなった『教える技術』（かんき出版）ほか多数。

２０２０年、日本の教育界にとって戦後最大といわれる「教育改革」がスタートしました。大学入試は従来の「知識・技能」偏重から、「思考力・判断力・表現力」「主体性・多様性・協働性」を加えた「学力の３要素」を多面的・総合的に評価する選抜方法へと改革されます。小学校では英語やプログラミングの授業が必修となり、アクティブラーニング（人に教えたり、体験したり、グループディスカッションをするといった、主体的・対話的で深い学び）が重視されるようになります。日本の教育はどのように変わっていくのか、親は子どもに何をしてあげるべきかについて、行動科学マネジメント提唱者の石田淳さんと対談を行いました。

教養・マナー・身だしなみ、留学

石田　今後、「考える力」を問う傾向は、中学受験でも強まっていくと思います。社会の動きを見ても、２０１９年から働き方改革によって労働基準法が大きく変わり、基本的に残業ができなくなり、全社員が年5日の完全有休を取らなければならなくなりました。そうはいっても仕事自体は減りませんから、企業側は機械化を促進したり新たに人を雇ったりすることで、人材不足を補う必要があります。それがAIの導入であり、今後解禁されていくであろう外国人の労働者です。そうなった時に必要になるのが、AIを扱える人材や、外国人労働者と上手に付き合い、マネジメントできる人材です。2020年の教育改革には、そうした力を身につけさせていくことも盛り込まれているのでしょう。

成田　おっしゃる通りですね。今の子どもたちは生まれた時からパソコンが身近にある世代ですから、プログラミングに関しては、教えていけば大人よりも抵抗感なく学んでいけるように感じますが、問題は「考える力」や「多様な人たちともうまくやっていく力」をどう養っていくかです。日本以外の国の人たちと仕事をすることも、競っていく機会も増えますから、グローバルな視点で活躍する子どもを育てていかなくてはなりませんよね。

以前、オリエンタルランドで全スタッフの教育担当を務めた鎌田洋さんと、元ザ・リッツ・カールトン・ホテル日本支社長の高野登さんにお会いした際も、同じような話題になりました。その時に二人がおっしゃったのが、「英語」「集団スポーツ」「歯科矯正」の必要性です。

石田　確かに、英語はもうできて当たり前の時代ですよね。英語は多くの海外の人たちとのコミュニケーションのツールですから。

成田　高野さんはアメリカで数々の有名ホテルでお勤めでしたし、鎌田さんはアメリカ本国のディズニーの担当者から指導を受けた経験がありますから、「英語でストレスを感じずに普通に会話ができるように、中高で身につけるべき」と。ただし、英語はツールでしかありません。ディズニーリゾートしかり有名ホテルしかり、組織で働く時にバランスが取れない人がいるとチームで一丸となって動けませんから協調性が必要です。子どもの頃に小中学校の集団教育はしていきますが、「目的意識を持って一丸となる」という意味で最も適しているのは「集団で行うスポーツか文化活動」だろうと。

「歯科矯正」は、多くの海外の方々と接してきた二人が、見た目の信頼感の必要性を実感したからこそ出てきた言葉です。鎌田さんはアメリカの本社の人から「なぜ日本人はみな、歯並びが悪いのか」と質問されたそうです。私もアメリカの学会によく行きますが、欧米では歯並びの悪さを忌み嫌う文化がありますから、歯科矯正には身だしなみ以上の意味があることがよくわかります。

石田　身だしなみというのは見た目だけでなく、マナーや教養も含まれますね。私自身、海外に行くと日本人というだけで禅や宗教、文化など、日本という国は何を大事にしているかについて質問されます。

成田　確かに大事ですね。長男の同級生で、小学校の途中からスイスのボーディングスクールに転入し、イギリスの大学に進学した子がいます。その子が一時帰国した時に、ホームパーティに招待されて3年ぶりに会ったのですが、料理の手伝いや配膳など、率先してやれる子になっていて感心しました。18歳くらいですから難しい年頃なのに、堂々と大人との会話もできて、自分のことは自分でやるのはもちろん、おもてなしの精神も身についている。海外で学ぶことは、英語を身につけるだけじゃないと実感しました。

石田　留学もいいですね。とりあえず2週間だけとか1カ月だけでもいいので、小さいうちから海外を体験する機会を設けてあげられるなら、留学したほうがいいと思います。

成田　私の次男は中3の夏から高1の夏まで、1年間ニュージーランドに留学して寮生活をしていました。ニュージーランドは、先住民族のマオリが2〜3割、ほかにヨーロッパ系やアジア系の人も多く、人種のるつぼです。だから街を歩いていてもいろいろな人がいます。そういう国に行くと当然、常識も考え方も違う人に出会います。中でも次男が一番驚いていたのは、一人の白人の子に「日本人だからおまえは嫌いだ」って言われたことだそうです。「有色人種は嫌だ、一緒に食事をしたくない」と面と向かって言われたわけです。日本にいたらそのようなこと言われませんよね。とはいえ、世界中で一定の割合の人はそう思っているんです。しかも自分と同じ高校生でもそう考える人がいる。それを早めに理解したのはいいことだと思いました。語学の習得ももちろんですが、異文化に積極的に触れ、世界ではいろいろな考え方、見方をする人がいることを、身をもって体感したわけです。

石田　差別を受けるのはあんまり気持ちのよいことではありませんが、そういうことも実際あるということを、特に高校生くらいで知ったのは大きいと思います。大人になってからよりもずっと大きな衝撃を受けたでしょうし、そういった考えの人とも一緒に寮生活を送らなければならないことで、よりコミュニケーション能力も磨かれたでしょう。日本にいる時のような阿吽《あうん》の呼吸でのコミュニケーションはまったく通じないですから、積極的に自分の気持ちを伝えたり、相手の声に耳を傾ける必要性も感じたのではないでしょうか。

成田　教養や自分で考える力をつけさせるのに、家庭で親がしてやれることもありますか。

石田　近道は、小さなうちから本を読む習慣を身につけさせることと、いろいろな体験をさせることだと思います。さまざまなジャンルの本を読めば知識が増えますから、考える材料が増えます。子どもに本を読む習慣をつけさせるには、親も日常的にいろいろな本を読んでいる姿を見せて、読書が生活の一部というようにするのがよいでしょう。たとえば、本棚に少年少女文学全集のようなものを並べて、いつでも手に取ることができる環境をつくってやる。旅行に行く時には、日本文化や歴史に触れられるような場所に連れて行ったり、オペラや歌舞伎を鑑賞したりするのもいいでしょう。そういった経験が後々大きな差になります。レストランに行った時に、フォークとナイフの使い方やテーブルマナーを教えることも体験です。いろんなものに触れる機会を設ければ、その中で子ども自身の好きなものが見つかるかもしれません。そういうチャンスを与えてあげることが、親の役割だと思います。

集団スポーツの重要性

成田　長男は開成中高だったのですが、東大を受験するのが当たり前という風潮があって、子どもたちにも偏差値至上主義の傾向が強いように感じます。若いので、今そのように感じてしまっているのは仕方のない面もあると思いますが、学歴は若いうちしか使えないと私は考えています。新卒の就職活動では絶大な効果があるかもしれませんが、40代になったらどうでしょう。むしろ社会人になってから何をしたかといったキャリアのほうが重要だと思います。

石田　そうですね。学歴が完全に必要ないかどうかはわかりませんが、将来的に「どこまで自由に働けるようになるか」については、卒業校にかかわらず大事だと思います。言われたことだけやる人材よりは、自分で考えて動ける人材のほうが求められていますし、そういった人のほうがゆくゆくは自分の働き方を自分で決められるようになるでしょう。

成田　社会に出たら「考える力」がものをいいます。受験は与えられたものをこなすという域を超えないので、社会に出てから問題を自分で見つけ、それを改善する方法を考えることとはだいぶ違います。だから、一生学歴で食えることは絶対にありません。自分の好きな方向性とか、さらに違うことを勉強していくことも大事でしょう。そのためには英語もそうですが、物事を自分のこととして捉えられるようになって、いろいろな人とコミュニケーションが取れないといけないと思います。東大に受かったから、司法試験に通ったから幸せということではなくて、その先その人が生きていく力をつけることのほうが何倍も大事です。だから、私は長男が中学に入った時、組織で生きていく力をつけるために、集団スポーツを勧めました。吹奏楽部や部活動以外でもよいのですが、とにかく集団で同じ目標を目指せるものをさせたかったのです。

石田　日本人の長所は協調性ですから、それを育むのに集団で何かをやり遂げようと挑戦するのはいいことですね。特に集団スポーツは最適ではないでしょうか。たとえばサッカーやバスケットボールで、相手にパスを出す時にどこにどう出すか。相手のことを考えないと自分の思い通りにはいかないことがわかるでしょう。協調性をなくしてしまったら日本人としてのアイデンティティがなくなってしまいます。欧米人とアジア人では背の高さも肉体の素地もまったく違います。個のプレーヤーとして戦える強さを持っている人なら協調性がなくてもなんとでもなりますが、そうした人は日本では少ないですよね。協調性を持ってチームで戦うことが、日本人としての戦い方で、海外に出たとしても一番の強みだと思います。

成田　集団と個人では同じ達成でも全然違います。個人は自分が頑張ればいいだけですが、集団の場合は全員が同じモチベーションを持ち続けられるよう、選手のマネジメントも必要になるでしょう。そういうことを比較的小さなうちからやっておいたほうがいいと思います。私の次男は中高でバスケットボール部のキャプテンをしていますが、練習には来ないけれど上手な選手をどうやってやる気にさせるかに頭を悩ませています。部活で役割分担の必要性や、社会の縮図みたいなものも経験しているのだと思います。

親のあり方、子離れについて

成田　私のクリニックでは、第一次矯正の一つとして、舌のトレーニングを行ってもらいます。その際に、トレーニングが続くように行動科学を取り入れています。石田さんから「舌のトレーニングのような『積み重ねることで成果につながること』は行動科学が得意とする分野だから、患者さんが楽しめるように何かプログラムをするといい」と教えてもらったことが導入のきっかけでした。クリニックのスタッフがカードをつくって、トレーニングができた日には親御さんが○をつけて行動を評価してあげる。ただそれだけのことですが、それがあるから継続できる子もいます。なくてもやるのではないかと思ってやめてみたら、パタッとみんなやらなくなってしまったので、効果を実感しました。

石田　特に子どもは素直にやりますからね。大人はだいたい最初に理由から入って、何でこんなことしなきゃいけないのとか、今日は仕事で無理とかできない言い訳を探してしまいますけど。でもこの行動科学の方法を取り入れれば、勉強でもスポーツでも整理整頓でも、何でも続けられるようになりますよ。

成田　私自身も石田さんの影響でランニングするようになって、一緒に南極を走るまでになりました。一緒にランニングをするようになった息子は、今では私よりもずっと速いタイムになっています。これも行動科学のスモールステップ(小さな目標設定)を行うことで、トレーニングを続けられるようになったおかげですね。

石田　子どもたちの場合は、小さな目標を達成できるたびにお母さんや先生から評価してもらうことがモチベーションになるわけですが、ある程度続けたら親側が徐々に回数を減らしていって、3カ月くらいでやめてみるといいんですね。その頃には習慣づいていますし、習慣づけばやらないと気持ちが悪くなるので、勝手に自分でやり始めます。できるようになったら別に毎回褒める必要もなく、たまに褒めてあげれば十分です。

成田　わが家では私も妻も、子どもにいろいろなことをやらせたいという傾向が強いのですが、同時に私は子どもの自立も大事だと思っています。海外で寮生活を送れば、何かと世話をしてしまいがちな母親も我慢せざるを得ませんし、子どもに一人で生活させて気づきを与えたかったことも大きかった。たとえば朝脱いだ靴下が、帰ってきた時にもそのままそこにあるということ。自宅なら、母親が脱ぎ捨てた靴下を拾って洗濯してクローゼットに入れておいてくれている。それがどれだけありがたいことかもわかります。

石田　夫婦でどんな子どもに育てたいか、どう育てていくかを話し合うことは大事です。よく、夫婦でどちらかが叱ったらどちらかがフォローに回るというような役割分担が必要という話がありますが、一番大事なのは、夫婦で話し合っておくことだと思います。お互いどう考えているのかをすり合わせしておかないと、役割分担のような細かいことをやったとしても息が合いません。子育てにも子育て方針にも正解はありませんから、家庭ごとのすり合わせが重要です。

成田　これまでの日本の受験は、決まったものをこなすことが重要視されてきたと私は思います。偏差値の高い学校の生徒なら考える力があるかというと、必ずしもそうではない。というのは今の日本の受験では、与えられたものを効率よくこなしている子が点数を取れるので、そういう子が自分で考えて行動しているかというとちょっと違うと思います。特に親が子離れできておらず何でも準備して、その与えられたものをこなしていくのが得意な子が、中学受験でも結果が出ているように思います。さらに今は大学受験でも同じようなことが起きている。これでは受験の内容や授業の内容が変わっても、親が変わらなければ、子どもたちの未来もないように感じます。

石田　大学入試や、新卒の就職の時も親も出席したり、採用試験で合格した時の辞退の電話を親がしたりと、べったりですね。子どもの就職先企業を親が選ぶ家庭もあるようです。そういう家庭では、子どもも「次、何やればいいの？」と指示待ち人間になってしまったり、他人から少し注意されただけで「責められた」としゅんとなってしまったり……。今の時代は特に、母親との子離れが重要だと思います。欧米では18

歳になったら自立させることが一般的です。日本でも年齢を決めて、何歳までは関わって何歳からは自立させると一線を引いたほうがいいですね。そのための一つの提案としては、親自身が趣味を持つことです。昔は子育てして60歳ぐらいになったら亡くなることが多かったわけですが、今は60歳で亡くなる方は少ないですからね。親は自分自身の人生を100歳までどう生きていくのか、それについても考えてもらいたいですね。夫婦で話し合って、一緒に何かする機会をつくってもいいでしょう。

成田　先日、妻とランニング指導のレッスンを受けに行ったら、平日の昼間ということもあって、私以外の参加者が女性だったんです。実力のある若手の男性講師陣が、上手にそれぞれのレベルに合わせて続けられるような指導や声かけをしていました。参加者の年齢構成もさまざまでしたが、皆さんイキイキしていました。やっぱり趣味もなく時間がありすぎることが、過干渉になってしまうのだと思います。石田さんがおっしゃったように、どこかのタイミングからは子どもには関わらないということを決めて、あらかじめ子どもにも伝えておくといいですね。

石田　そうですね。親が趣味や生き甲斐を見つけること。両親ともにそれを見つけてもらうのがいいでしょう。子どもは親の背中を見ていますから、親がイキイキと自分の人生を過ごしていたら、子どもも自立していくでしょう。

成田　子離れと違うかもしれませんが、わが家の場合は「大学の学費は自分で出すように。立て替えてはあげるけど、必ず社会人になってから自分で少しずつお金を返していくんだよ」と伝えています。受けたい大学の授業料を比較すれば、国公立のほうが断然安いことが子どもでもわかります。そうしたら、本気で興味を持てないような大学を受験しようとは思わないでしょう。そういった感覚も、生きていくためには必要だと私は考えています。

おわりに

子どもたちに身につけてほしいこと、親ができること

大学、大学院、医局と歯科研究に励み、クリニックを開業するまでの間、私は生活のために家庭教師や複数の大手予備校の講師のアルバイトをしていました。予備校では主に化学を教え、生徒用の教材もつくりました。講習会で締め切り講座を出したこともあるので生徒たちからの評判はよかったようです。

予備校講師の役割というのは、生徒たちに結果を出させることです。ところで、本人のモチベーションをアップさせるために、具体的に何をするべきだと思いますか？

10点上がるごとに小遣いアップなどのご褒美で釣る？

それは意味がありません。金銭的な報酬は慣れたら一気にモチベーションダウンしますから、長続きしません。子どもたちの一番効果的なモチベーションの上げ方は、勉強で結果を出し続けることです。結果を出し続けられれば、モチベーションは自然と上がってくるからです。

たとえば、模試でいい点数が取れなかったとします。自分はダメだ、志望校を変えたほうがいいのではないかと、生徒は悲観的に考えます。でも、模試には習っていない問題が出ることも多々あります。だから総合点を見て一喜一憂するのは意味がありません。習った範囲から出題されている問題を見つけ、それができているかできていないかで判断すべきです。

極端な話、予備校に入ってから習っていない部分は0点でいいんです。習ったところが6割しか取れていなかった時、なぜ4割取れなかったのかを考えるように伝えていました。そうして少しずつ自分の弱点をクリアしていくと、自然とモチベーションがアップしていきます。

伸びない子は、英語と数学をまず伸ばす。化学は最悪、3カ月あればなんとかできます。化学はテキスト以外やらなくていい、復習だけでいい。今その子がやるべきことを「見える化」してあげて、スモールステップを繰り返す。そうしてモチベーションアップに努めていました。

私自身が予備校生時代に習った数学講師の本の表紙に、「困難は分割せよ」というデカルトの言葉が書かれていました。

100%、完璧にできるまではダメと考えてしまったら、どんな人もつらくなって途中であきらめてしまいます。だから、やるべきことを小分けにして、「できるようになったね」を繰り返してあげる。スモールゴールを設定してあげて、できたという経験の積み重ねをつくる。

これが一番大事で、これが積み重なることで、次のチャレンジにつなげられるようになります。

私がこの数十年、自由が丘歯科矯正クリニックで行ってきたことも、JETsystem の開発とブラッシュアップも、このスモールステップ、スモールゴール達成の繰り返しです。患者さんに、今できる一番いい方法で、痛みの少ない短期間の歯科矯正治療を提供する。医療の進歩とともに改善を繰り返すことが、自分自身のモチベーションを上げることにつながっているのです。

この本では、こうした私の仕事での経験と、プライベートの子育ての経験を織り交ぜて、これからの子どもたちに身につけてほしいこと、親ができることをまとめました。少しでも皆さんの子育ての一助となれば幸いです。

自由が丘矯正歯科クリニック　院長　成田信一

成田信一

なりた・しんいち

自由が丘矯正歯科クリニック院長
歯学博士
日本矯正歯科学会認定医
JETsystem 研究会主宰

1965 年神奈川県生まれ。神奈川県立湘南高等学校卒業、東京医科歯科大学歯学部卒業、歯科医師免許取得、東京医科歯科大学歯学部歯科矯正学第1講座入局。同大学大学院博士過程修了、東京医科歯科大学歯学部付属病院第1矯正科勤務。
1999 年、東京・自由が丘に自由が丘矯正歯科クリニックを開設し院長に就任。「矯正治療は時間がかかる」という固定観念を根底から見直し、治療期間の短縮と痛みの軽減を追求した JETsystem を構築し、年々改良を重ねている。
クリニック経営と並行して、JETsystem の普及を目指し JETsystem の研究会を主宰。日本矯正歯科学会正会員、アメリカ矯正歯科学会国際会員、東京矯正歯科学会正会員、顎変形症学会正会員。2005 年以降、日本矯正歯科学会大会、東京矯正歯科学会大会などで、矯正治療システムや症例発表を積極的に行う。
3児の父として、自身の子どもを含め、日本の子どもたちが世界と対等に戦うことができる力を身につけてほしいと願い、子どもの人間性を育て、自立を促していくべく日々、情報を収集している。

自分で考え、やり抜く子の育て方

2021年9月22日　第1刷発行

著者　成田信一

発行者　長坂嘉昭
発行所　株式会社プレジデント社
〒102-8641　東京都千代田区平河町2-16-1
https://www.president.co.jp/
電話　編集(03)3237-3732
販売(03)3237-3731
企画　小川大介
構成　江頭紀子
装幀　仲光寛城(ナカミツデザイン)
編集　千﨑研司(コギトスム)　岡本秀一
編集協力　千川美奈子
制作　関 結香
販売　桂木栄一　高橋 徹　川井田美景　森田 巌
末吉秀樹　神田康宏　花坂 稔
印刷・製本　凸版印刷株式会社

ISBN 978-4-8334-2414-1

Printed in Japan
落丁・乱丁本はおとりかえいたします。